Autoédition Imprimé par Create Space

Mille et une astuces et recettes de Grand-mères
Spécial Minceur

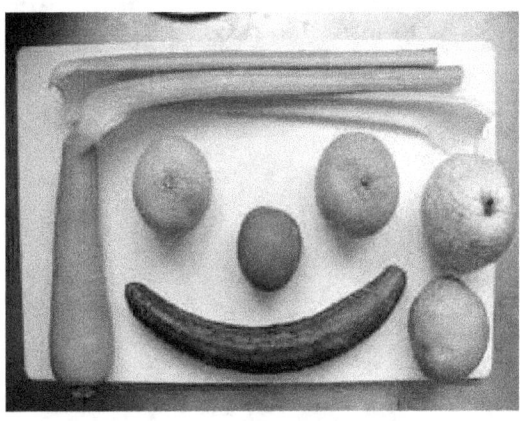

Livre écrit et mis en œuvre par Mégamarimaxi

©2016

Licence et droits d'auteur

Sommaire

Avertissement

Cet ouvrage répertorie de nombreuses astuces et recettes à base de produits naturels. Mais avant de les utiliser, il est conseillé de respecter quelques précautions :

1. Si vous êtes allergique à un ingrédient ou enceinte ou si vous allaitez, il est conseillé de se renseigner sur la nature du produit à utiliser. En cas de doute, il est préférable de demander des conseils auprès de votre pharmacien ou de votre médecin.

2. Évitez le cumul des régimes, les interattractions entre eux peuvent être dangereuses.

3. Consultez votre médecin en cas de doute, si vous êtes allergique à l'un des ingrédients d'une recette, si vous êtes enceinte, si vous allaitez ou si le régime s'adresse à un enfant.

4. Avant d'entamer un régime, il est conseillé de demander l'avis d'un médecin ou d'un nutritionniste. Même si vous avez envie de perdre du poids, il ne faut pas faire n'importe quoi au risque de créer des carences. Ces astuces peuvent vous donner un coup de pouce, mais veillez toujours à garder une alimentation équilibrée. Seul votre médecin peut vous donner des conseils adaptés à votre cas.

5. Cet ouvrage donne quelques régimes à base de produits naturels. Ces régimes ne vous promettent pas de perdre 12 kg en une semaine, mais promettent, à travers une alimentation équilibrée, d'obtenir un poids de forme et d'y rester.

6. Un bon régime est un régime dans lequel vous n'avez pas faim et surtout qui n'altère pas votre santé en créant des carences. Un bon régime est un régime qui vous fait perdre du poids petit à petit, sur les semaines, les moins voire les années.

7. Chaque personne est différente. C'est pourquoi il faut trouver votre régime, celui qui s'adapte le plus à votre mode de vie. Ce livre vous décrira quelques régimes dans les grandes lignes, à vous de les adapter.

8. Un régime fonctionne que si vous avez une activité physique.

Introduction

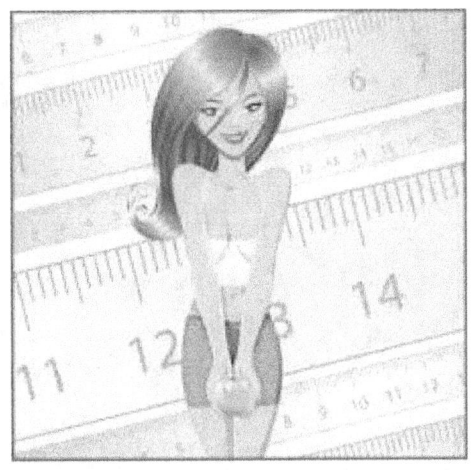

Maigrir et rester mince n'a jamais été facile. Aujourd'hui, moi je dis halte aux régimes miracles qui promettent de perdre 12 kg en une semaine. Ces régimes font plus de mal que de bien ! Pour maigrir, il faut avoir une alimentation équilibrée et bouger. C'est que l'on va voir dans ce livre. Je vous propose des régimes, non pas miracles, mais durables, pour perdre du poids dans le temps, tout en restant en bonne santé et surtout pour garder son poids de forme. On parlera du régime crétois, de la chrononutrition, du régime nordique... Dans ce livre, vous trouverez aussi de nombreuses astuces pour rester mince au quotidien, avec des produits minceur, des bons réflexes à adopter, des conseils, des recettes minceur... Maintenant, c'est à vous de jouer, avec un créneau : mincir oui, mais en étant en bonne santé et en évitant l'effet yoyo.

Les régimes

La diversité alimentaire, au niveau planétaire, est très riche et les régimes alimentaires si variés que chaque région du monde possède ses propres particularités alimentaires. La nutrition s'inspire des meilleurs régimes alimentaires comme des pires d'ailleurs.

Par exemple, aucun nutritionniste n'aurait l'idée de vous proposer un régime américain ou un régime mexicain comme les dernières tendances minceur du moment. Surtout lorsque l'on sait que ces deux pays détiennent le triste record mondial du taux d'obésité le plus élevé au monde.

Pour avoir un régime alimentaire équilibré, sain et minceur, autant s'inspirer de pays où les habitudes alimentaires font que la population se porte bien, comme les pays nordiques ou méditerranéens. Car ce que l'on veut, c'est être mince, retrouver son poids de forme, le rester et surtout être en bonne santé.

Il existe des milliers de régimes, mais seuls une dizaine sont bons pour la santé. Les régimes miracles qui promettent une perte de poids rapide en peu de temps sont à bannir. Ces régimes, en plus d'être mauvais pour la santé, font subir à votre corps d'énormes frustrations. Du coup, dès que vous allez remanger normalement, votre corps va stocker en prévision d'une nouvelle diète et vous, vous allez reprendre le double du poids perdu. C'est l'effet yoyo.

Il faut maigrir, mais pas être mince. Il faut trouver son poids de forme et se stabiliser à ce poids-là.

Enfin, un bon régime, c'est un régime où l'on peut manger de tout, où la privation n'existe pas et où l'on n'a pas faim. C'est aussi un régime qui permet de sortir au restaurant, de voir des amis et de faire des bonnes bouffes avec eux.

J'ai sélectionné ce qui, à mon sens, semble être les meilleurs régimes du moment. J'ai choisi ces régimes ou ces modes d'alimentation, car ils apportent à notre corps tout ce dont il a besoin pour fonctionner. De bons aliments, des aliments riches nutritionnellement, un peu de sport. Voilà ce que je vous propose.

Je vous donne aussi des astuces minceur de nos grand-mères ainsi que des réflexes à adopter pour être bien dans son corps. À la fin de l'ouvrage, vous trouverez quelques recettes minceur et des produits minceur.

À vous de choisir parmi ces quelques régimes, celui qui vous conviendra le mieux.

La chrononutrition

La chrononutrition, c'est manger en respectant notre horloge biologique interne. Cette méthode nous vient du Docteur Alain Delabos, qui l'élabora en 1986.

La chrononutrition n'est pas un régime à proprement parler. La méthode ne fait pas maigrir, mais elle affine la silhouette et aide à ne pas prendre du poids. Couplée avec de l'exercice physique, elle permet, effectivement, de perdre du poids.

Avec cette façon de s'alimenter, on peut manger de tout, mais pas à n'importe quel moment de la journée.

Principe

Notre horloge interne biologique fonctionne tout au long de la journée. Elle demande à notre organisme de fournir des efforts plus ou moins importants suivant l'heure de la journée. Le matin, au réveil, par exemple, le cerveau a besoin de graisse pour se mettre en route. D'autres aliments permettent d'éviter le creux de 10 heures ou de 16 heures.

La chrononutrition nous apprend à manger équilibré en fonction de la journée, tout en suivant notre horloge biologique interne.

En effet, la vie moderne, les contraintes actuelles font que l'on mange de tout à n'importe quel moment. On s'alimente comme on peut et souvent très mal. Par exemple, le matin, on se prend vite fait un pain au chocolat chez le boulanger que l'on avale durant le trajet pour rejoindre son boulot. Or, à ce moment de la journée, le cerveau a besoin de graisses et non de sucres. Le sucre sera aussitôt stocké et fera de la graisse sur vos cuisses, vos hanches et votre ventre !

La chrononutrition permet de manger tous les aliments, viandes, poissons, légumes, féculents et même chocolats et sucreries, mais pas n'importe comment et à n'importe quel moment de la journée. Du coup, les carences n'existent pas de même que les frustrations. Tout est permis ! Pizza, cassoulet, crêpes…ne sont plus à bannir. Seule la soupe est déconseillée, car la soupe est source de rétention d'eau, donc de cellulite.

D'une manière générale, la chrononutrition, c'est manger gras le matin, dense le midi, sucré l'après-midi et léger le soir. C'est simple non ?

Le morphotype

Le morphotype d'une personne permet d'établir son profil alimentaire.

En prenant toutes ses mensurations, tailles, poids, tours de poitrine, hanches…, on peut établir son programme alimentaire. Celui-ci est indispensable pour établir un régime type. Il permet, aussi, de voir les mauvaises habitudes alimentaires d'une personne sous le principe « montre-moi comment tu es, je te dirais ce que tu manges. »

Une journée type

Le matin, il faut manger gras. En effet, le cerveau a besoin de gras pour fonctionner et se réveiller. Manger gras permet, aussi, d'éviter le coup de pompe du milieu de matinée. Les sucres gênent le métabolisme des corps gras, donc ils sont à proscrire le matin.

Le déjeuner est le repas le plus important de la journée. Il permet d'apporter les protéines nécessaires, avec l'apport de viandes et de féculents en grande quantité ! Ce gros repas permet d'éviter les somnolences de l'après-midi. Mais, ce repas ne doit pas contenir d'entrée, de dessert et ni de vin !

Le goûter c'est le moment où le corps a besoin de sucre ! C'est le moment où l'on peut manger du chocolat ! C'est le moment où l'on peut se faire plaisir. On peut aussi boire un bon jus de fruits ou manger des fruits. Par contre, il ne faut pas consommer de graisses animales, de yaourt, de biscuits, de viennoiseries.

Le dîner est léger, ce qui permet un meilleur sommeil. En même temps, il permet d'éviter le stockage des graisses. On peut facilement l'éviter si l'on n'a pas faim.

Repas type

- Petit-déjeuner : fromage (100g), pain (70g), beurre (20g), œuf (60g) + charcuteries selon les besoins.

- Déjeuner : viande (250g) ou viande et poisson + féculents + légumes verts selon les cas.

- Goûter : chocolat noir (30g), fruits frais ou secs ou 2 verres de jus de fruit.

- Dîner : poissons (250g) ou fruits de mer ou viande blanche (120g) + légumes verts.

Avantages et inconvénients

La chrononutrition réduit le taux de cholestérol et prévient les risques de maladies cardiovasculaires. Elle permet d'affiner la silhouette.

Dans ce régime, il n'y a pas d'interdits, donc pas de carences, tous les aliments sont permis du moment qu'ils sont consommés au meilleur moment de la journée, et surtout on ne compte plus les calories.

Mais certains font le reproche que c'est un régime trop gras, car 40% des calories proviennent des lipides.

Le régime nordique

Le régime nordique est le nouveau chouchou des stars et des adeptes des régimes sains. Ce régime nous vient des pays du nord, Norvège, Suède, Finlande. Ces pays présentent une alimentation riche en produits sains, des populations proches de la nature, peu de produits manufacturés ou industrialisés, une activité physique régulière. C'est un peu à l'image de ce que l'on peut voir au Japon ou en Crète. Cette forme d'alimentation et ce mode de vie collent parfaitement à nos besoins.

Les principes du régime nordique

Une récente étude menée à Copenhague sur le régime nordique montre deux points forts chez les habitants de ces pays :

- Un mode de vie plus actif

- Une alimentation plus saine

Ce qui entraîne une longévité supérieure à la moyenne mondiale. C'est top non ?

D'après des études scientifiques, le régime nordique aurait des effets bénéfiques sur le système cardiovasculaire, préviendrait les risques de diabète et de cholestérol et même certains cancers.

Il faut savoir qu'avec ce genre de régime, "manger mieux – bouger plus", c'est que l'on reste, qu'on se stabilise à son poids de forme. Ce qui veut dire que si l'on adopte ce régime, on peut à long terme perdre ses kilos superflus et se stabiliser à son poids de forme, sans jamais reprendre un kilo.

C'est quoi le régime nordique ?

C'est un régime très simple et accessible à tous. C'est un régime qui renoue avec les traditions nordiques économiques et culinaires, car lié aux productions locales et la situation géographique des dits pays.

Les menus sont composés de poissons gras (saumon, hareng, maquereau...), mais aussi de morue (poisson plus maigre), de légumes frais, notamment le chou et les carottes, de viandes maigres, en particulier le gibier.

Le régime nordique, c'est aussi la consommation de fruits rouges et de baies qui sont bourrés de nutriments intéressants.

Enfin, le régime nordique ne serait pas complet sans la consommation de céréales, telles que l'avoine, l'orge et le seigle, qui sont les trois graines les plus consommées.

Les avantages du régime nordique

Le régime nordique est un régime sain, totalement dans la mouvance des régimes actuels qui font du bien à la santé.

C'est un régime qui marie perte de poids, minceur et santé.

Ce régime est loin des régimes des années 80 – 90 qui rimaient avec déséquilibre nutritionnel, gobage de pilules pour à tout prix perdre du poids (et là on y mettait le prix justement !), carences alimentaires, privation...

Aujourd'hui, on veut vivre mieux, être en pleine forme, se faire du bien et cela, quel que soit son âge.

Le régime nordique répond à la tendance de consommer des produits bio, traçables, puisqu'il prône une nourriture saine issue de l'agriculture locale, en utilisant au maximum des produits non transformés et non industrialisés.

Le régime nordique c'est avant tout respecter son corps et combler ses besoins naturellement avec une alimentation saine et un mode de vie plus hygiénique (faire du sport, bouger, faire des activités extérieures, se chouchouter…).

Ainsi, on maigrit en se faisant du bien, sans se restreindre, sans se punir, sans culpabiliser au moindre écart. La perte de poids n'est pas fulgurante. Elle se fait tout en douceur, avec l'avantage que le capital minceur est acquis. Pas d'effet yoyo.

Pourquoi ça fonctionne

Le régime nordique, c'est une alimentation riche en graisses insaturées qui, je le rappelle, sont les bonnes graisses, celles qui font baisser le mauvais cholestérol et préservent le système cardiovasculaire.

Par exemple, les poissons ou l'huile de colza sont riches en oméga-3. C'est tout bénef pour la santé !

Le régime nordique, c'est aussi faire le plein d'antioxydants, avec des nutriments qui luttent contre le vieillissement prématuré des cellules, et aussi de vitamines avec des fruits, des légumes, des baies.

Enfin, le régime nordique fait appel aux céréales qui apportent les fibres pour un bon transit intestinal.

Ainsi, on maigrit, on reste mince, tout en étant en bonne santé. Avec ce régime, on mincit sans s'en rendre compte, naturellement.

Mais, tout ne se passe pas dans l'assiette. Pour que ça marche, il faut changer son mode de vie, bouger plus, pratiquer une activité physique régulière, s'aérer.

Régime santé ou minceur ?

Le régime nordique est avant tout un régime santé et après un régime minceur. Il permet une perte de poids, une stabilisation tout en étant en meilleure forme.

C'est un régime pauvre en lipides et en glucides rapides et riche en protéines, en fibres et en glucides complexes. Tout ce qu'il faut pour maigrir sans priver sans corps de nutriments indispensables à son fonctionnement. Ajoutez à cela un mode de vie sain et actif, vous obtiendrez un programme minceur sensé, cohérent et qui fonctionne.

Le régime nordique est un régime très efficace sur le long terme. La perte de poids ne sera pas aussi rapide qu'avec un régime hypocalorique ou hyperprotéiné, mais l'on sait que le régime nordique est plus sain.

Ici, on parle d'une alimentation et d'une hygiène de vie saines et adaptées à tous les profils, à toute la famille… Les produits sont des produits de saison que l'on a forcément près de chez soi.

Pas de complication, pas de restriction… le régime nordique se met en place simplement, en quelques semaines et surtout naturellement.

Menus et aliments

Le régime nordique n'impose pas de menus au quotidien. L'important est de miser sur les bons produits et de respecter les bonnes proportions. Car, comme dans tout régime cohérent, même si les aliments sont sains et bien choisis, il faut tout de même savoir rester raisonnable sur les quantités.

Il faut être à l'écoute de son corps, c'est-à-dire à l'écoute des signaux qu'il vous envoie, notamment ceux de la faim et de la satiété.

Au quotidien, privilégiez les légumes frais, surtout le chou et la carotte, l'huile de colza (toujours en quantité raisonnable), les poissons (alternez poissons gras et maigres), les viandes maigres (gibiers et volailles), les céréales (avoine, orge, seigle), les pommes de terre, les baies, les fruits rouges (myrtilles, cranberries, groseilles… à parsemer sur tous vos plats selon vos goûts). Préférez les fruits et légumes frais en saison ou surgelés hors saison.

Pour vous donner des idées de menu :

- Crackers orge et avoine.

- Pavé de biche, sauce légère aux airelles.

- Chou braisé.

- Smoothie aux mûres et myrtilles.

- Pain de seigle.

- Saumon grillé.

- Pommes de terre et chou vapeur cuits à l'étouffée, jus de citron.

- Yaourt fermenté agrémenté de quelques fraises coupées.

Le régime Okinawa

Okinawa est une petite île du sud du Japon. On y trouve une concentration unique de centenaires ainsi qu'un taux très bas par rapport au taux mondial, de maladies cardiovasculaires.

Quel est le secret d'Okinawa ? Tout simplement son régime alimentaire sain qui permet de maigrir sans souffrir et qui permet de rester en forme.

Une étude menée sur les centenaires d'Okinawa a permis de révéler le secret de leur longévité. Elle est due en partie à l'hérédité et donc au patrimoine génétique des habitants de l'île, et aussi à leur mode de vie avec une alimentation faible en gras et en calorie.

Le principe du régime Okinawa

Le régime Okinawa est un régime semi-végétarien faible en matières grasses. Son principe est de proposer une restriction calorique sans avoir à compter les calories, pour atteindre et garder son poids de forme et bien vieillir.

Ce régime repose sur une alimentation variée, savoureuse, peu calorique, riche en nutriments protecteurs tels que les antioxydants, les sels minéraux et les acides gras oméga3.

En plus de l'alimentation, le régime Okinawa c'est aussi une philosophie de vie : une propension à rester en mouvement, une perception très positive du monde et de la vie, des outils de gestion du stress, des réseaux de soutien et beaucoup d'humour et de créativité. En bref, il faut croquer la vie à pleine dent et prendre le temps de méditer et de se détendre.

Les 12 grands principes

1. Ne jamais manger jusqu'à être rassasié totalement. Le « hara hachibu » est une véritable institution culturelle à Okinawa qui consiste à ne s'alimenter que jusqu'à 80%.

2. Consommer des aliments peu caloriques et riches en vitamines et minéraux. Privilégier les aliments sains tels que les poissons, les algues et les céréales.

3. Consommer 7 fruits et légumes par jour pour l'apport en vitamines, minéraux et eau.

4. Consommer 7 portions de céréales complètes et/ou de légumes par jour + 2 plats à base de soja.

5. Beaucoup d'épices, d'herbes et d'algues.

6. Limiter la consommation d'alcool.

7. Cuire peu les aliments, à feux doux ou à la vapeur. Bannir le four à micro-ondes et le barbecue.

8. Du poisson 3 fois par semaine.

9. Peu d'autres produits d'origine animale, comme la viande ou les produits laitiers.

10. Peu de sucre, de sel et de matière grasse.

11. Associer les aliments crus et cuits.

12. Boire 1.5L d'eau par jour, voire plus de 2 thés dans la journée au minimum.

Les avantages

Le régime Okinawa est un régime assez facile à mettre en œuvre. Il suffit d'appliquer les principes au quotidien. C'est un régime écologique et anti-crise, qui entraîne une consommation raisonnée et surtout une restriction des produits d'origine animale qui sont de grands consommateurs de surface agricole.

Le régime Okinawa est un régime à base de produits naturels, pour la plupart d'origine végétale, qui sont peu chers et faciles à se procurer.

S'il est bien suivi, le régime Okinawa entraîne une perte de poids durable.

Ce régime contient beaucoup de fibres et de protéines. Il procure donc une sensation de satiété, même si l'on consomme moins de calories. Par ailleurs, il est bon pour la santé puisqu'il permet de garder toute sa vitalité.

Ce régime repose sur une alimentation équilibrée et variée. Par conséquent, il n'entraîne pas d'effet yoyo. Il n'y a pas de phase de stabilisation, puisqu'il s'agit d'un mode alimentaire et d'une hygiène de vie saine à adopter sur une longue durée.

Précautions et contre-indications

Comme tout régime, le régime Okinawa n'est pas parfait et il faut l'adapter à sa propre condition physique. Au besoin, faites-vous aider par un médecin, un diététicien ou un nutritionniste.

Ce régime n'est pas conseillé aux femmes enceintes, aux femmes allaitantes ou aux femmes souffrant de ménorragies, en raison de la réduction de viande rouge.

Le régime Okinawa ne contient pas ou peu de produits laitiers. Pour éviter les carences, il est conseillé de consommer des produits riches en calcium comme les boissons au soja.

La consommation d'algues est déconseillée aux personnes souffrant d'hypo ou d'hyperthyroïdie.

Aliments et menu type

Dans la gastronomie locale Okinawa, le plat le plus connu est le Chanpure, qui est un mélange de tofu, de légumes et de porcs sautés à la poêle.

On trouve aussi l'Okinawa Soba qui sont des pâtes ressemblant à des spaghettis préparées dans un bouillon à base d'os de porc, auquel on peut ajouter des oignons, du poisson bouilli, de la viande de porc et des herbes aromatiques ou médicinales cultivées sur l'île.

Voici quelques aliments à densité calorique basse :

- Céréales et féculents, de préférence complets. Riz, pâtes, semoules, maïs doux, patates douces, pommes de terre.

- Tous les légumes, avec une préférence pour les concombres et l'aubergine.

- Tous les fruits, à l'exception des fruits séchés (abricot, raisin, figue, datte…) et des fruits oléagineux (noix, noisette, amande, cacahuète…).

- Poissons et fruits de mer, au moins trois fois par semaine.

- Produits d'origine animale, en faible quantité et occasionnellement, comme la volaille sans la peau, l'œuf, le cheval, la viande maigre de bœuf ou de veau.

- Fromages et desserts : salade de fruits, compote maison, yaourt nature, fromage très frais.

Voici une journée type

- Au petit-déjeuner :

Pour la version traditionnelle : soupe maison, algues et tofu, riz, thé vert.

Pour la version occidentale : pain de seigle ou pain complet, fromage très frais, fruit, thé.

- Déjeuner :

Pour la version traditionnelle : salade d'algues et salade de concombres, aubergine grillée, riz, brochette d'anguille, papaye, thé vert.

Pour la version occidentale : riz complet, spaghetti au basilic ail et citron, poisson en papillote, salade de concombres.

- Dîner :

Pour la version traditionnelle : riz aux haricots rouges et goyaves, ananas.

Pour la version occidentale : riz aux céréales et champignons, tofu épicé, vinaigrette aux agrumes, fruit, thé.

Régime crétois ou méditerranéen

Le régime crétois ou méditerranéen est un régime avec un choix d'aliments très grand, facile à suivre. La perte de poids se fait lentement, avec un bénéfice acquis.

Attention, pour les populations nordiques, ce régime peut toutefois entraîner une carence en vitamine D.

Lorsque l'on parle de régime méditerranéen, on fait davantage référence à l'alimentation des îles grecques de Crète et de Corfou. D'où l'appellation de régime crétois.

Ici, l'alimentation est basée autour de l'huile d'olive.

Dans ces îles, malgré un apport élevé en matières grasses et un système de soins de santé rudimentaire, les habitants bénéficient d'une excellente espérance de vie à l'âge adulte et d'un taux de maladies coronariennes très faible.

Il faut dit que les Crétois affichent toujours le taux le plus bas de mortalité de maladies cardiovasculaires du monde encore aujourd'hui, car ils mangent encore de manière traditionnelle et consomment très peu d'aliments importés ou transformés.

Principe

Les Objectifs :

- Amélioration de la santé en général.

- Augmentation de l'espérance de vie.

- Diminution du risque de cancer et du risque de maladies cardiovasculaires.

Le principe général :

Le régime crétois combine à la perfection modération alimentaire, grande variété d'aliments et vie active au quotidien. Ici, on a l'abondance de produits céréaliers complets, de fruits, de légumes, d'ail, d'oignons, d'épice et d'aromates. L'huile d'olive est le corps gras.

Les légumes de noix et de graines, les yaourts, les fromages sont consommés quotidiennement.

Le vin rouge est consommé modérément et quotidiennement.

Le poisson est consommé plusieurs fois par semaine.

Le poulet, les œufs, les aliments sucrés sont consommés en quantité limitée. Par contre, la viande rouge est très très peu consommée.

Ce régime donne un apport quotidien de 1800 à 2500 calories/jour.

Les mécanismes d'action :

L'huile d'olive, consommée en grande quantité dans le régime crétois, est un acide gras mono-insaturé. Il réduit le taux de cholestérol total et de mauvais cholestérol (LDL) et augmente celui du bon cholestérol.

Les fruits et légumes en grande quantité sont une excellente source d'antioxydants. Les antioxydants protègent des maladies dues au vieillissement.

C'est la synergie de tous les bons nutriments couplés à une vie active qui prévient des maladies et qui aide à perdre du poids et à rester en forme.

Menu type

- Matin

Pain complet et huile d'olive.

Yaourt de chèvre nature et miel.

Fruit frais.

Noix.

- Midi

Crudités.

Pois chiches à la coriandre.

Riz sauvage aux petits légumes.

Poire à la cannelle.

- Soir

Crudités.

Sardines.

Salade de légumes au cerfeuil.

Les avantages

Le régime crétois amène une grande quantité d'aliments nutritifs non transformés qui donnent rapidement la satiété.

Le régime est agréable à suivre. Il n'y a pas d'interdits. Seuls quelques aliments sont à consommer en faible quantité.

Le régime crétois est facile à appliquer, même dans les grandes villes. Il suffit de faire son marché !

La perte de poids est sur le long terme.

Les inconvénients

Le régime crétois peut créer des carences en vitamine D dans les régions peu ensoleillées.

La consommation de vin rouge n'est pas obligatoire. Mais, si vous consommez du vin, faites-le toujours avec modération.

Pour celles qui n'ont pas l'habitude de consommer de l'huile d'olive, il convient de l'apporter graduellement, en petite quantité, pour en faciliter l'absorption et l'intégration.

Le régime bio

Cuisiner bio, de bons légumes et fruits de saison, peut être une alternative minceur intéressante.

Consommer bio n'est pas une mode ou une idéologie, mais s'inscrit dans une nouvelle façon de s'alimenter, déjà pour préserver notre environnement, mais aussi pour rester en bonne santé et garder la ligne.

C'est quoi le régime bio

Manger bon, manger sain, manger léger, voilà ce qu'est le régime bio.

Avant tout, manger bio, c'est manger des produits ne contenant pas d'OGM, de pesticides et d'engrais pour tout ce qui concerne les fruits, les légumes et les céréales.

Concernant la viande, manger bio, c'est le respect de l'animal nourrit avec une alimentation bio, élevé en pleine nature, la libre circulation des bêtes et un choix de races adapté au milieu.

Manger bio, c'est aussi une cuisine de saison et de proximité.

Choisir ses produits

On le sait, les produits bio, les bons produits sont généralement 20% plus chers que les autres produits. Du coup, pour un même budget, on remplit moins son caddie. Ce qui entraîne, inévitablement, des assiettes moins remplies. Mais, dans le fond, cela n'est pas une mauvaise chose, car en revoyant les portions à la baisse, on se rapproche davantage de nos besoins.

De plus, lorsque l'on cuisine bio, on en a moins dans l'assiette, mais on avale moins de calories vides ou inutiles. De nombreux produits bio sont plus intéressants sur le plan diététique, car ils sont plus nutritifs que les produits transformés ou industrialisés. C'est le cas, notamment, des céréales et farines complètes. Du coup, on n'a pas faim, même si l'on mange moins.

La cuisine bio, c'est une cuisine de proximité et de saison, où l'on mise sur la qualité et le goût. Si vous habitez en campagne, cherchez les fermes bio du coin pour vous procurer les produits frais. Ainsi, vous êtes sûr de ce que vous avalez. De plus, vous participez à l'économie locale. Pour ceux qui habitent en ville, il faut savoir que la moyenne et grande distribution proposent aussi des produits bio régionaux soumis aux mêmes normes qualitatives que les autres.

Le régime bio, c'est un équilibre parfait de bons aliments pour la ligne : végétaux, céréales et farines complètes, huiles variées en goût, graines, viandes…

La cuisson

La cuisson des aliments peut anéantir ou améliorer l'intérêt nutritionnel d'un produit. Donc, il faut faire attention lorsque cuisine bio, de choisir la meilleure cuisson pour garder tous les éléments nutritionnels du produit.

-   Pour les légumes

Pour cuire les légumes, préférez une cuisson sans matière grasse, comme la cuisson vapeur qui a l'avantage de conserver tous les nutriments, qui respecte le produit et qui n'altère pas son goût.

La cuisson à l'eau est pas mal non plus pour les légumes. Cette cuisson ne demande pas d'ajout de matière grasse, ce qui est une bonne chose. Par contre, elle entraîne la perte des vitamines et des oligo-éléments dans l'eau de cuisson. Cet inconvénient peut se remédier si l'on cuit les légumes juste croquants et si l'on récupère le jus de cuisson. Ce jus peut se boire en soupe ou s'utiliser comme un bouillon pour faire un risotto par exemple ou encore, pour confectionner une sauce légère.

Si vous trouvez que le goût des légumes cuits à la vapeur ou à l'eau est fade, relevez leur saveur avec des herbes fraîches et des condiments. Le basilic et l'origan se marient très bien avec la tomate. L'ail et le persil relèvent le goût des haricots verts. La sauge et le thym font bon ménage avec la courgette et l'aubergine. La famille des choux (brocoli, chou-fleur, chou vert…) adore la marjolaine, la carotte adore le persil plat et la menthe poivrée et les épinards adorent l'ail et l'échalote.

Les combinaisons sont infinies. Maintenant, c'est à vous de jouer. Laissez parler votre imagination et variez les alliances pour éviter la lassitude.

- Pour les viandes

Les viandes apportent les protéines indispensables au fonctionnement de notre organisme. Pour les cuire, évitez les cuissons dans l'huile qui sont trop grasses. Optez plutôt pour la cuisson au gril. La viande bio supporte très bien ce genre de cuisson.

On peut aussi faire cuire les viandes dans une poêle antiadhésive spéciale grillade.

Pensez aussi à la marinade pour relever le goût des aliments. Par exemple, le poulet peut tremper dans une marinade à base de citron et d'estragon, le veau dans une sauce soja, le bœuf dans une marinade de gingembre et de vin rouge.

Là encore, laissez parler votre imagination. Vous avez tellement de produits à votre disposition, comme le vin blanc, le piment d'Espelette, la cannelle (idéale pour un mélange sucré-salé), les fines herbes… qu'il serait bête de s'en priver.

Un autre mode de cuisson consiste à cuire les viandes en brochette, au four. Les volailles entières peuvent se préparer à la cocotte. Si vous les préférez rôties au four, attention à ne pas manger la peau.

- Pour les poissons

Les poissons bio ont une chair plus ferme, car ils sont moins gras que les autres. On peut facilement les préparer au court-bouillon ou en papillote.

La cuisson en papillote permet l'avantage de cuire un repas complet en un clin d'œil si l'on rajoute au poisson un lit de légumes et si l'on accompagne le tout par un bol de céréales, comme du boulgour, du quinoa, du millet... qui sont riches en fibres.

L'idéologie du régime bio

Le régime bio part du principe que « ce que je mange à l'intérieur se voit à l'extérieur. » En gros, une nourriture saine dans un corps sain.

Le consommateur bio recherchera à éliminer de son assiette les pesticides, les produits chimiques... Il exclura tous les produits qui ne sont pas diététiquement corrects, comme une viande élevée aux farines animales remplie de mauvais cholestérol par exemple.

Le régime bio fait la chasse aux produits industriels chargés de sel, aux snackinages bourrés de colorants et aux stabilisateurs chimiques.

Le régime bio prône donc le retour aux sources.

Mettez des fruits dans votre régime

La question est : « Est-ce que les fruits font grossir ? »

Les fruits sont riches en eau et pauvres en calories et en matières grasses. Les fruits sont indispensables à une alimentation variée et équilibrée. Attention toutefois à ne pas en abuser, car les fruits sont riches en sucres. Et qui dit sucres, dit prise de poids.

Voilà tout ce qu'il faut savoir sur les fruits afin de bien les incorporer dans une alimentation équilibrée et dans votre régime.

Quelques généralités

Les fruits sont excellents pour la santé. Ils fournissent à notre organisme des vitamines, des minéraux et des fibres. Je rappelle que les fibres ont un effet coupe-faim et sont essentielles pour le transit intestinal.

Mais, les fruits sont aussi riches en sucres. Il ne faut donc pas en abuser. La bonne quantité est de trois fruits par jour, donc un à chaque repas.

Dans le cadre d'un régime, il est préférable d'opter pour les fruits les moins riches en glucides comme la pastèque, le melon ou les fruits rouges. Bien sûr, on évitera de les sucrer ou d'ajouter de la chantilly.

Quand consommer des fruits

L'été, on peut consommer des pêches, des brugnons et des abricots qui sont riches en eau, en vitamines et peu caloriques. Ces fruits sont aussi riches en bêta-carotènes et de ce fait favorisent et entretiennent le bronzage.

La pomme, qui est disponible en toute saison, est aussi très bonne. Elle est un excellent coupe-faim et très peu calorique.

D'une manière générale, il est conseillé de consommer les fruits en début de repas ou en dehors des repas ou au goûter.

Les coupe-faim

Pour perdre du poids facilement, misez sur les coupe-faim naturels. Attention toutefois à bien les choisir.

Fruits, légumes, boissons… tour d'horizon des meilleurs aliments pour réguler votre appétit de manière naturelle.

La soupe

La soupe est l'un des meilleurs coupe-faim naturels qui existent.

On peut la consommer avant un repas, afin de caler son estomac. Elle va alors vous aider à moins manger.

Froide ou chaude, la soupe peut se déguster en toute saison.

Et consommer de la soupe, c'est faire le plein de vitamines, de fibres, de minéraux… bref de tous les bons nutriments indispensables au fonctionnement de votre organisme.

Les crudités

Les crudités (carottes, chou, céleri…) sont gorgées d'eau et ont un effet coupe-faim naturel. Cela est parfait pour apaiser la sensation de faim en plein milieu de la journée.

Les fruits

Les fruits riches en pectines (fibres douces) comme la pomme, le coing ou les agrumes sont d'excellents coupe-faim.

Les protéines

Les aliments riches en protéines calent bien l'estomac. Attention de les choisir parmi les plus maigres : viandes blanches (poulet, lapin, dinde), jambon blanc, œufs, certains poissons comme le thon et le saumon.

Pensez aussi aux aliments riches en protéines animales, comme les champignons, les haricots, les lentilles et les fèves.

N'oubliez pas les produits laitiers, comme les yaourts et les fromages frais.

Les céréales complètes

Les céréales sont aussi d'excellents coupe-faim. N'oubliez pas de les inclure dans vos repas.

Misez sur le riz complet, le pain au blé complet, les pâtes complètes, qui vont vous rassasier plus longtemps.

Le régime sans sel

Tout d'abord, posons-nous une question : est-ce que le sel fait grossir ?

Le sel est souvent accusé de tous les maux, dont celui de provoquer une prise de poids.

Mais, le sel est un minéral essentiel au fonctionnement de l'organisme. S'en priver provoquerait une carence.

Ce qu'il faut faire, c'est consommer du sel en quantité moindre pour ne pas grossir. Quelques explications.

C'est quoi le sel

Le sel est indispensable. Il ne faut surtout pas le bannir de votre alimentation, sauf sur ordre médical.

Le sel se trouve dans chaque cellule de votre corps. Il assure l'hydratation du corps en maintenant l'eau dans les cellules. Il est indispensable à la contraction musculaire et à l'activité nerveuse, donc au cerveau. Il participe à la digestion, à la régulation de la tension artérielle…

Pour toutes ces raisons, il faut en consommer, mais pas trop. Les spécialistes de l'alimentation estiment que la dose minimale pour le bon fonctionnement de l'organisme est de 2g/j pour un adulte.

Cette dose n'est pas souvent respectée. En moyenne, nous consommons 8 à 12 g de sel par jour. Et cette surconsommation entraîne des problèmes de rétention d'eau, d'hypertension, des risques de maladies cardiovasculaires… et bien sûr, une prise de poids.

Le sel ne fait donc pas grossir, sauf si on en consomme trop.

Réduire sa consommation de sel

Limiter sa consommation de sel c'est prévenir les maladies cardiovasculaires, l'hypertension et bien sûr éviter de grossir.

Pour cela, il suffit d'adopter quelques réflexes simples :

1. Éviter de saler les plats avant de les avoir goûtés.
2. Vérifier la teneur en sel des aliments que vous achetez. La plupart des plats préparés-(surtout les surgelés) contiennent beaucoup de sel. Bannissez-les de votre assiette. D'autres aliments, comme les soupes toutes prêtes, les fromages, la charcuterie, les biscuits... contiennent aussi beaucoup de sel.
3. Remplacez le sel par des épices. Ces dernières sont idéales pour relever un plat.
4. Misez sur les aromates pour donner du goût à vos plats, comme l'oignon, l'ail, les herbes fraîches...

Quelques astuces

Préférez le sel non raffiné au sel raffiné, comme le sel de Guérande ou le sel rose de l'Himalaya. Ces sels sont plus riches en minéraux (magnésium, calcium...) et donc bénéfiques pour la santé. À consommer quand même avec modération.

Remplacez le sel par de la sauce soja. Cela va faire diminuer votre consommation de sel. C'est meilleur pour votre santé. Vous pouvez utiliser cette sauce dans tous vos plats.

Remplacez le sel par du citron. Cela relèvera le goût de vos plats de la même manière, parfois mieux !

Des épices pour mincir

Connaissez-vous les épices ? Cannelle, piment, curcuma, poivre...
Toutes ces épices donnent du goût et de la couleur à votre assiette et
permettent d'alléger vos plats.

Avec les épices, découvrez une étonnante manière de mincir en se
régalant et sans effort.

Généralités

Les épices ont de jolies couleurs et égayent une assiette. Elles ont des
saveurs délicates qui régalent et en plus elles font mincir lorsque l'on
s'en sert correctement.

Les épices sont donc idéales pour concocter une cuisine légère et
saine.

Elles donnent du goût aux plats et permettent de réduire les matières
grasses.

Voici quelques exemples à suivre.

Pour les salades et les crudités

Pour vos salades de crudités, préparez une vinaigrette à base de
gingembre frais râpé, en divisant par deux la quantité d'huile.

Votre vinaigrette sera allégée et aussi savoureuse.

Le curry pour les haricots verts

Les haricots verts bouillis dans l'eau ne sont pas vraiment savoureux. Ils sont fades et on risque de se lasser rapidement, sauf si on relève le goût avec un peu de curry.

Le curry peut aussi être saupoudré sur d'autres légumes pour en relever le goût. Ainsi, vous retrouverez le plaisir de manger de bons légumes frais indispensables à un régime minceur.

La cannelle

La cannelle est l'épice coupe-faim par excellence. Son pouvoir minceur fonctionne très bien sur les recettes sucrées, comme une compote maison, un crumble aux fruits ou encore une tarte aux pommes.

Remplacez la moitié du sucre en poudre de la recette par une bonne cuillerée de cannelle et vous obtiendrez un dessert allégé et délicieux.

Pour profiter de l'effet coupe-faim de la cannelle, n'hésitez pas à ajouter une pincée de cannelle dans le thé, dans les yaourts, dans les fromages blancs…

Avec la cannelle, il suffit même de respirer son odeur pour que ses envies de grignoter sucré s'évanouissent.

Essayez, c'est magique !

La vanille

La vanille est une épice qui s'utilise facilement en cuisine, que ce soit pour les plats sucrés ou salés.

De plus, la vanille aide à calmer les états de stress et d'anxiété légers. Elle peut donc vous aider à vous détendre, ce qui est essentiel pour résister à l'envie de grignoter.

Pour les plats gras

Des études scientifiques ont montré qu'ajouter quelques épices à des plats gras permet de limiter le passage de ces graisses dans l'organisme.

Alors, n'hésitez plus et relevez tous vos plats avec une pincée de poivre, de piment, de curry, de paprika ou encore de curcuma.

Du piment pour la mousse au chocolat

Une dernière astuce pour celles qui aiment déguster des mousses au chocolat : ajoutez-y du piment !

En effet, cette épice réduite en poudre permet d'obtenir une mousse moins calorique et surtout d'un goût incomparable.

Testez aussi le piment sur la glace à la vanille.

Alléger son assiette

S'astreindre à un régime draconien, cela ne sert à rien. Alors, pensez plutôt à alléger votre assiette. Des conseils pour tous les jours pour faire envoler les kilos superflus, sans avoir de l'air de rien.

Généralités

Vous en avez assez de compter les calories ? De vous priver de tout ce que vous aimez ? De refuser des invitations au restaurant ?

Sachez que l'on peut mincir sans en passer par là. Attention, cela ne veut pas dire que l'on peut mincir en s'empiffrant, en avalant de trop grosses portions, en mangeant gras, salé ou sucré. Cela veut dire que l'on peut mincir tout en continuant à avoir une vie normale, tout en continuant à manger ce que l'on aime. Maigrir en allégeant son assiette ne signifie pas s'affamer. Au contraire, c'est manger à sa faim et sans excès.

Mincir suppose avant tout de répondre un minimum aux règles diététiques de base. Mais, que nous disent ces règles. Tout simplement de manger suffisamment et à sa faim, c'est-à-dire ni trop ni pas assez, de manger de tout pour ne pas créer de carence et de bouger. Cela à l'air simple. Et pourtant, ce n'est pas évident. Car souvent, on ignore ce qui fait grossir et ce qui ne fait pas grossir.

D'une part, il existe un bagage diététique que l'on n'a pas forcément et d'autre part, il existe des idées reçues qui ont la vie dure et qui peuvent contrarier un régime. Par exemple, manger des crudités ne vous fera pas maigrir et les pâtes et le pain ne vous feront pas forcément grossir. Le tout c'est de trouver les bonnes proportions.

C'est ce que je vous propose en revoyant le contenu de votre assiette, en allégeant vos repas naturellement et sans prise de tête.

Avant un programme

Alléger son assiette. Vu comme cela, ça a l'air très simple. D'autant qu'il suffit parfois de deux ou trois astuces pour alléger de façon notable son assiette.

Mais attention. Vous ne perdrez pas un gramme si vous avez des menus sains, équilibrés et légers et si vous continuez à grignoter toute la journée. Cela est la première condition. Alors adieu le carré de chocolat par ci, l'apéro par là, le fromage en rentrant du travail, le gâteau devant la télévision...

Donc, avant de revoir les menus, commencez par dresser un état des lieux de vos habitudes alimentaires, surtout de ce que vous consommez en dehors des repas. L'intérêt de cette démarche est de prendre conscience de l'importance en termes de quantité et de calories avalées tout au long de la journée et en dehors des repas. Souvent, ces grignotages sont la principale cause d'un surpoids.

Ensuite, remplacez ces grignotages par des aliments plus légers si vous ne pouvez vous en passer. Par exemple, une pomme peut remplacer le gâteau du soir, les sodas light peuvent remplacer le verre d'alcool de l'apéro, un yaourt nature à la place d'une crème dessert...

D'un point de vue nutritionnel, sachez que les viennoiseries, les gâteaux, le fromage... cachent bien souvent des graisses et des sucres. Le grignotage a un effet pervers sur le plan diététique, car le cerveau de l'assimile pas comme de la nourriture avalée, pas plus que le corps d'ailleurs. Le grignotage ne cale pas.

Il est donc important de diminuer les apports en dehors des repas pour mincir. Alors, avant de grignoter, posez-vous d'abord la question si vous en avez besoin. Dans 90% des cas, la réponse sera non.

Et surtout, n'oubliez pas que plus vos repas seront équilibrés et rassasiants, moins vous aurez envie de grignoter.

Ce qu'il faut changer

Dans un premier, bannissez de votre assiette les graisses et les sucres superflus.

Par exemple, le sucre blanc contient 400 calories pour 100 g, ce qui le rend plus lourd. De plus, le sucre blanc apporte une énergie qui est vite consommée. Donc, il ne cale pas.

Les graisses varient selon les produits. Par exemple, 100 g d'huile apportent 900 calories et dans une alimentation équilibrée, mieux vaut ne pas en abuser.

La première idée pour alléger son assiette est de diminuer les apports en graisses et en sucres. Pour cela, lorsque vous cuisinez, coupez les apports de matière grasse et de sucre par deux ou par trois. Comment ?

Tout simplement en remplaçant la graisse et le sucre par un substitut. Par exemple, si vous avez besoin de 3 cuillères d'huile pour confectionner une vinaigrette, remplacez par une cuillère d'huile et deux cuillères d'eau.

Pour la crème et le beurre, choisissez les versions allégées en matière grasse et mettez-en un minimum. Le goût sera toujours présent, mais les calories seront moindres.

Pour le sucre, c'est pareil. Troquez le sucre par de l'aspartame et misez autant que possible sur le fructose des fruits ou les sucrants naturels, comme le miel, la Stévia et l'agave, qui apportent la même saveur sucrée. Pensez aussi à la cannelle.

Au final, sans en avoir l'air, ces petits gestes vous permettront d'alléger ce que vous mangez. 100 calories en moins par jour, ce n'est rien. Mais sur une année, ces 100 calories en moins par jour vous permettront de perdre jusqu'à 5 kilos. Là, on se rend compte que ça vaut le coup de mettre une cuillère d'huile en moins dans sa vinaigrette.

Tout ceci à l'air simple lorsque l'on cuisine des produits frais. Car on sait ce que l'on a dans l'assiette. Mais, lorsque l'on mange des plats tout faits, des produits surgelés, des plats transformés et tout préparés, attention aux apports de graisses et de sucres qui sont bien souvent plus importants qu'il n'y paraissent. Traquez les graisses et les sucres cachés dans les étiquettes, ne vous fiez jamais aux annonces trompeuses des emballages. Parfois, il est écrit « de régime » alors qu'il n'en est rien.

Tout est une question d'équilibre

La diététique c'est avant tout une question d'équilibre. Or, il est pénible de compter tout ce que l'on avale, à la calorie près. D'autant plus que les calories comptent, mais c'est surtout l'intérêt nutritionnel d'un aliment qui compte.

Certains aliments sont intéressants, car ils apportent beaucoup d'énergies, comme les fibres, les vitamines, les minéraux… D'autres aliments sont beaucoup moins intéressants. Pas besoin d'être un expert en nutrition pour savoir qu'un repas au fast-food est moins diététique qu'un repas cuisiné à la maison avec des produits frais.

L'important pour alléger son assiette est de parvenir à un équilibre nutritionnel sur la semaine. On peut manger de tout, mais dans les bonnes proportions. Les fritures, une fois par semaine c'est bien, la charcuterie, pareil et par petites touches.

Il faut toujours garder en tête qu'on doit minimiser les graisses, les sûres, les calories vides et maximiser les bons aliments riches en protéines, en glucides complexes, en fibres, en vitamines…

Côté cuisson, préférez les cuissons saines sans ajout de matières grasses : cuisson vapeur, à l'étouffée, en papillote, grillades…

Bien sûr que vous pouvez manger un repas riche ou gras. Encore une fois, tout est une question d'équilibre et il suffit de respecter cette règle : 5 repas bien équilibrés, peu gras et peu sucrés, pour un repas plus riche. L'équilibre sur une semaine se fera naturellement.

Côté menus, gardez en tête qu'il suffit de réduire les proportions de graisses et de sucres au profit de bons aliments. Par exemple, des tomates mozzarella, c'est bien si vous respectez la quantité de 3 tomates pour 1 boule de mozzarella et si vous allégez la vinaigrette. Des moules frites ? Pourquoi pas, à condition de ne manger qu'une petite portion de frite et une grande salade verte citronnée. Du gâteau en dessert ? Là encore je dis oui si l'on réduit la part et si on l'accompagne d'une boule de sorbet ou d'une salade de fruits. Voyez comme c'est facile et les options sont infinies.

Gardez toujours en tête que les bonnes proportions se composent de ¾ de glucides pour ¼ de protéines et de graisses. L'équilibre alimentaire ne se fait pas sur un repas, mais sur toute la semaine. Vous pouvez très facilement compenser un excès.

À l'extérieur

À la maison, lorsque l'on prépare ses repas, il est facile de les alléger. À l'extérieur, cela s'avère un peu plus compliqué. Pourtant, il ne faut jamais, j'ai bien dit jamais, stopper toute relation sociale lorsqu'on est au régime. Alors comment faire ?

Pour les déjeuners au bureau, essayez d'apporter vos propres repas. Si cela n'est pas faisable, optez pour un repas allégé et préférez un sandwich poulet crudités plutôt qu'un sandwich saucisson beurre. Le principe est le même qu'à la maison.

Au restaurant, choisissez l'entrée ou le dessert, mais pas les deux et évitez le fromage. Consommez-le plutôt par touche, quelques dés dans une salade par exemple.

Pour un dîner entre amis ou avec votre amoureux, faites-vous plaisir, mais sans abuser. Si le plat est calorique, choisissez une entrée ou un dessert light.

Si vous êtes invité chez des amis, la bienséance veut que vous fassiez honneur à vos hôtes. Mais attention aux risques de dérapage, surtout au moment de l'apéritif qui est un moment à risque. Restez raisonnable sur les gâteaux apéritifs. Pendant le repas, prenez plaisir à manger un bon plat.

Si c'est vous qui recevez, cuisinez un bon plat léger et savoureux. Ainsi vous épaterez vos convives.

Dans tous les cas, que vous sortez, que vous êtes invité, que vous recevez, sachez que votre pire ennemi reste l'alcool et préférez un jus de fruit plutôt que du soda.

Quelques astuces pour alléger son assiette

Voici quelques astuces qui vous permettront d'alléger votre assiette sans avoir l'air de rien

1. Changez de vaisselle. Optez pour des assiettes plus petites. Grâce à l'illusion d'optique, cela vous permettra de diminuer les quantités sans que vous soyez frustré. Et choisissez une vaisselle gaie et colorée, pour que le repas reste un bon moment et un moment de plaisir.
2. Brossez-vous les dents après chaque repas. Garder l'haleine fraîche est une astuce qui fonctionne très bien pour ne pas craquer pour un dernier quelque chose après le repas. Et je ne vous parle pas des bénéfices évidents pour votre santé buccale et dentaire.
3. Sortez. Rien n'est pire que l'inactivité. L'inactivité appelle l'inactivité et l'inaction, alors que le mouvement appelle le mouvement. Et plus on bouge, plus on brûle des calories et moins on bouge, plus on a tendance à manger. La majorité des grignotages ont lieu pendant ces périodes d'inactivité. Alors sortez, allez vous promener, marchez, bougez. Vous mincirez plus facilement.
4. Posez la fourchette après chaque bouchée. Cela vous obligera à mâcher suffisamment et laissera le temps à votre organisme d'envoyer les signaux de satiété. En gros, prenez le temps de manger et mastiquez bien. Plus vous mangerez lentement, moins vous mangerez et mieux vous digérerez.

Maigrir selon son âge

On ne maigrit pas de la même façon à 20 ans, à 30 ans, à 40 ans ou à 50 ans. En effet, le corps subit des modifications au cours de la vie. Musculature, squelette, masse graisseuse…, tout évolue au fil des années et aussi en fonction de nos habitudes de vie, notre alimentation, la pratique ou non d'un sport. La morphologie, le métabolisme de base, les habitudes alimentaires… ne sont pas les mêmes à 20 ans, à 30 ans, à 40 ans et à 50 ans. Du coup, on ne maigrit pas de la même façon.

L'envie joue un rôle alimentaire important tout au long de notre vie. Par exemple, un adolescent a envie de pâtes et de viande, car il a besoin de glucides lents et protéines pour construire sa croissance.

Le second élément à prendre en considération est le goût. Souvent, lorsque l'on est plus jeune, on a tendance à avaler un repas vite fait. Avec l'âge, on préfère goûter ses aliments, c'est-à-dire avoir pleine conscience de ce que l'on mange.

Voici comment garder la ligne quel que soit son âge.

À 20 ans

20 ans, quel bel âge ! C'est l'entrée dans les premières années de la vie d'adulte. Une période charnière, où beaucoup sont encore étudiants, tandis que d'autres font leurs premiers pas dans la vie professionnelle.

À 20 ans, on se lance dans la vie sans réellement se soucier de son hygiène de vie. Cela malgré un rapport au corps un peu chaotique, une image de soi à construire, une petite empreinte des rondeurs de l'adolescence… C'est une période qui peut être difficile pour certains, tant au niveau du rapport à l'alimentation que celui du poids.

À 20 ans, on croque la vie à pleines dents, on fait la fête, on sort, on boit, on danse jusqu'au bout de la nuit... ce qui fait que c'est souvent l'anarchie alimentaire. Les jeunes adultes ont tendance à ne pas trop faire attention aux contenus de leurs assiettes. Pas de repas fixes, beaucoup de fast-food, grignotages, sodas, pizzas, plats à emporter... À 20 ans, on ne passe pas beaucoup de temps devant les fourneaux.

Résultats : vous mangez peu de produits frais, de poissons, de fruits, de légumes... Faut dire que le fait d'avoir un budget serré n'arrange pas les choses.

Alors, si vous avez 20 ans et que vous souhaitez maigrir, il ne faut surtout pas faire un régime drastique qui ne ferait que handicaper les possibilités de mincir plus tard.

Première chose, sachez qu'à 20 ans, une femme a besoin de 2400 calories/jour. Au plus vite, il faut apprendre à rééquilibrer votre assiette, vous forcez à faire 3 ou 4 repas par jour à heures régulières, et adopter au quotidien de bonnes habitudes alimentaires en limitant les produits gras et industrialisés. Privilégiez les légumes en conserve ou surgelés qui sont plus abordables et tout aussi intéressants sur le plan nutritionnel que leurs homologues frais. De plus, ils se préparent plus rapidement.

Au fast-food, choisissez une salade avec votre hamburger, plutôt que les frites.

À la pizzeria, préférez une pizza quatre saisons à une pizza 3 fromages plus grasse.

Jusqu'à 25 ans, il est inutile de se priver, car le corps est encore en croissance. Aussi bien que le plan hormonal que sur le plan musculaire, tout bouge encore. Le tissu adipeux continue de se développer. Les formes changent et ne sont pas les mêmes à 20 ans qu'à 25 ans.

À partir de 25 ans, vous commencez à vieillir.

À 30 ans

Sachez qu'une femme de 30 ans a besoin de 2200 calories par jour.

À 30 ans, votre corps a déjà atteint sa maturité et entamé le processus de vieillissement. La masse musculaire tend à diminuer alors que la masse adipeuse tend à augmenter.

C'est aussi le moment, pour la plupart des femmes, de la première grossesse, évènement qui a une incidence notable sur la prise de poids. Fringales, envies de femmes enceintes, petits craquages... sont l'apanage des femmes qui attendent un heureux évènement. Or, pendant la grossesse, la prise de poids doit être comprise entre 9 et 12 kilos. Au-delà, ce sont des kilos qui seront plus difficiles à perdre et qui n'apportent rien au bébé. Faites-vous aider par votre gynécologue et un diététicien pendant cette période.

Perdre du poids après une grossesse demande du temps, car les bouleversements hormonaux et physiques sont importants. Dans les semaines qui suivent un accouchement et surtout si vous allaitez, un régime amaigrissant n'est pas conseillé. Le mieux est d'apprendre ou de réapprendre à manger équilibré et sain, en allégeant les repas et éviter les écarts.

Inutile de vous affamer, mais misez plutôt sur la qualité et sur les aliments rassasiants. En cas de petites fringales dans la journée, troquez les gâteaux contre des bâtonnets de carottes ou de céleri. Préférez les fruits aux confiseries.

La règle absolue est de ne pas laisser les kilos s'installer, car ils seront plus difficiles à perdre.

À 40 ans

40 ans est une période souvent difficile pour la ligne. Il peut encore rester quelques kilos des grossesses et le corps a changé de morphologie.

À 40 ans, on est généralement bien installé dans une vie confortable, avec une vie sociale et privée riche, qui entraîne forcément des excès : rencontres entre amis, sorties au restaurant, déjeuners d'affaires, dîners en famille...

On passe aussi plus de temps derrière les fourneaux et c'est le moment de cuisiner des plats diététiques et légers. On est à la recherche d'une vie plus saine, plus en accord avec la nature.

À 40 ans, il faut agir sur tous les fronts et ne pas laisser les kilos s'installer, car ils seront très difficiles à perdre. Il faut diminuer les apports et augmenter les dépenses. Une femme de 40 ans a besoin de 1800 calories par jour.

Il est indispensable de pratiquer une activité physique régulière, notamment pour brûler les calories supplémentaires et aussi pour favoriser la masse musculaire et enrayer sa réduction. Car, le muscle dépense plus d'énergies, donc plus de calories, que la masse adipeuse, et cela même au repos. Aquagym, randonnée... tout est bon si on pratique ses activités 3 à 4 fois par semaine pendant 45 minutes.

Du côté de l'assiette, réduisez les lipides, le sel et le sucre pour alléger les apports caloriques. Par exemple, coupez la vinaigrette avec moitié eau et les sauces avec de la Maïzena. Privilégiez les cuissons saines et peu grasses et agrémentez vos plats avec des herbes, des aromates et des épices. Diminuez les portions de viandes grasses et les charcuteries et préférez les céréales complètes et les légumeuses. Évitez les aliments industrialisés toujours trop riches en sels et graisses et préférez les aliments moins raffinés.

Au restaurant, faites-vous plaisir, mais sans excès. Choisissez plutôt une formule plat et dessert plutôt qu'une formule entrée, plat, dessert.

Pour un déjeuner sur le pouce, préférez un sandwich diététiquement correct, comme un club sandwich pain complet, moutarde, blanc de poulet et crudités. Bannissez la mayonnaise.

À 50 ans

Plus on prend de l'âge, plus l'apport calorifique doit diminuer. Une femme de 50 ans active doit consommer 1800 calories par jour et si vous êtes sédentaire, baissez encore ce chiffre.

Donc, la première chose à faire est de diminuer significativement les quantités énergétiques.

Stimulez vos papilles et essayez la cuisine des gastronomes qui n'est pas plus calorique, bien au contraire : veau, Saint-Jacques, huitres, crustacés...

Dans le même temps, n'arrêtez pas vos activités physiques ou ne les diminuez pas. Au contraire, faites plus de sport pour conserver une masse musculaire constante.

Si malgré cela, les kilos s'installent, envisagez alors un régime amaigrissant un peu plus strict, mais sans risque de carence et équilibré pour apporter à votre corps assez de protéines pour les muscles et assez de calcium pour la densité osseuse.

Après 50 ans, vient se greffer un autre problème qui est celui de la ménopause. Ce phénomène engendre un gros bouleversement hormonal qui joue sur les émotions et sur la masse adipeuse. La disparition des menstruations entraîne une diminution des besoins en fer alors que les besoins en calcium augmentent pour éviter l'ostéoporose. Faites-vous aider par un gynécologue et/ou par un médecin diététicien.

Astuces minceur

Dans cette rubrique, vous trouverez de nombreuses astuces minceur à utiliser au quotidien pour perdre du poids et garder la ligne.

Variez et équilibrez les menus

L'organisme a besoin de protéines, de glucides, de lipides, de vitamines et de minéraux pour bien fonctionner. Il faut manger équilibré et varier les aliments pour donner à votre corps l'ensemble de tous les éléments nutritifs qu'il a besoin. Des menus variés et équilibrés sont le garant de votre forme et de votre tonus.

Ne pas se priver

Il faut manger équilibré et sain pour être en forme et garder son poids de forme. Mais, il ne faut pas se priver de certains aliments. Mangez de tout, sans excès.

N'oubliez pas les fibres

Les fibres sont présentes dans les fruits, les légumes et les céréales. Les fibres ont une propriété extraordinaire : elles piègent les graisses avant qu'elles ne soient assimilées par l'organisme. De plus, une fois absorbées, elles se gonflent d'eau dans l'estomac et atténuent la sensation de faim. Les fibres sont votre meilleur allié minceur.

Déjeunez léger à l'extérieur

Il n'est pas toujours facile de déjeuner équilibré lorsque l'on est au travail et que l'on déjeune à l'extérieur. On prend quelque chose sur le pouce, vite avalé et pas forcément bon pour votre ligne. Évitez les croque-monsieur et les quiches. La tendance actuelle est au snack bio, aux bars à soupe et aux sushis. De nombreux petits restaurants ont compris cette tendance et se mettent à proposer des plats légers, comme des salades, des sandwiches, du bio... Ces plats sont plus faciles à digérer et évitent les somnolences du début d'après-midi.

Mettez du soleil dans votre assiette

Pour ne pas avoir l'impression d'avaler toujours des légumes bouillis, ajoutez des épices dans votre assiette. Ce geste va ravir vos papilles, égailler l'assiette sans ajouter de matière grasse au plat. Le rouge du paprika, le jaune du curry ou le vert des fines herbes suffisent à rendre un plat plus appétissant. Pensez au curry sur un poulet, à la cannelle sur une compote ou au safran sur les courgettes.

Mettez toute votre famille au régime

Vous avez décidé de maigrir et d'entamer un régime, mais lorsque vous voyez votre famille déguster un bon plat de pâtes garni de fromages et que vous, vous mangez votre poisson dans votre coin, ce n'est pas facile. Il y a de quoi craquer. Pour éviter cela, mettez votre famille à contribution. Ça ne fera de mal à personne de manger du poisson, des fruits et des légumes ;

Essayez le palper-rouler

Le palper-rouler manuel est parfait pour éliminer des rondeurs disgracieuses. Pour cela, pas la peine de vous rendre en institut. Réalisez-le vous-même. Attrapez un bourrelet juste au-dessus de la culotte et remontez-le doucement, sans jamais lâcher, jusqu'au-dessus des côtes. Faites de même en partant de la gauche, puis vers la droite, jusqu'au nombril. À renouveler chaque jour. Les résultats seront visibles dès la deuxième semaine.

Massez-vous après chaque repas

Après chaque repas, massez-vous le ventre par des mouvements circulaires avec 4 gouttes d'huile essentielle de citron et de genévrier et 2 gouttes d'huile essentielle de pamplemousse et de géranium mélangées dans un peu d'huile d'amande douce. Ce massage sera aussi très bon après une séance d'abdominaux.

Éliminez les cellules mortes

Pour éliminer les cellules mortes, l'idéal est la friction à sec. La friction à sec améliore et booste le système lymphatique. Comment la pratiquer ? Tout simplement après la douche, chaque jour, en se frottant le ventre avec un gant de crin dans le sens des aiguilles d'une montre puis du bas vers le haut.

Éliminez les toxines

Un bain de vapeur sèche est idéal pour éliminer les toxines et tonifier la peau. Donc, offrez-vous quelques séances au sauna. Ce petit moment de détente va vous aider à lutter contre le stress et contre le ballonnement. Le sauna ne vous fera pas perdre de poids, mais vous passerez un agréable moment !

Armez-vous de patience

Perdre 10 kilos en une semaine c'est impossible ! Un régime se fait sur le long terme, en rééquilibrant son alimentation, en pratiquant un sport. Il faut s'armer de patience, si l'on veut éviter les frustrations et surtout si l'on ne veut pas reprendre immédiatement les kilos perdus, voire plus.

Tenez un calendrier

En tenant un calendrier, on y notant le poids perdu, les sorties, les activités culturelles... vous visualiserez vos efforts et votre perte de poids. Cela vous donnera la force de continuer votre régime.

Bluffez

Vous paraîtrez toujours plus mince avec un teint hâlé. Si l'on a une bonne mine, on dégage une beauté qui a tendance à occulter les rondeurs et les imperfections. Alors bronzez ! En prenant soin de toujours se badigeonner d'une crème solaire. Et si le soleil n'est pas au rendez-vous, optez pour un autobronzant. Prenez conseil chez votre pharmacien.

Présentez votre assiette

Le premier plaisir, avant celui de l'estomac, est celui de l'œil et puisqu'on a les yeux plus gros que le ventre, préparez-vous une assiette à croquer. Vous serez vite rassasiée ! Mettez de la couleur, coupez vos légumes dans des formes différentes, ajoutez des herbes, des graines de sésame.. pour la décorer.

Évitez les déséquilibres

Il ne faut jamais supprimer de son alimentation certains aliments. Il est important d'avoir un apport correct de calcium, de protéines, de vitamines, de minéraux... Le phénomène de fatigue que l'on remarque souvent en période de régime est, la plupart du temps, dû à cette restriction. Le moral en baisse, vous risquez d'abandonner.

Anticipez un déjeuner ou un dîner sur le pouce

Pour éviter de manger n'importe quoi lorsque l'on n'a pas le temps de déjeuner ou de dîner, gardez toujours dans votre congélateur un ou deux plats tout prêts et légers. Préférez des marques spécialisées dans ce genre de produits pour être sûre de la composition. L'idéal serait de préparer vous-même des portions, en préparant votre repas à l'avance et en le congelant.

Gardez le ventre plat

Une alimentation riche en fruits et légumes peut avoir quelques incidences sur le transit intestinal. Si vous souffrez de ballonnements pendant le régime, stimulez en douceur votre transit avec des compléments alimentaires à base de charbon végétal ou d'argile blanche. Ces compléments se trouvent facilement en pharmacie.

Adoptez la zen attitude

Le ventre est le berceau de nos émotions. Un coup de stress et c'est lui qui trinque. Pour que les kilos ne s'installent pas, lâchez prise. Yoga, méditation, séance de relaxation… tout est bon pour mieux pour se sentir bien dans sa tête et dans son ventre.

Mettez-vous au hula-hoop

Le hula-hoop est un moyen ludique de dire adieu aux bourrelets et de remodeler votre taille tout en mobilisant les muscles obliques. Faites tourner le cerceau pendant deux minutes, récupérez et recommencez 5 à 6 fois.

Testez la power plate

On nous dit qu'il faut souffrir pour être belle. Mais pas nécessairement, grâce à la power-plate. En adoptant de bonnes postures, retrouvez rapidement un ventre plat et ferme. La power-plate est une machine géniale qui force les muscles à travailler en douceur et sans douleur.

Réconciliez-vous avec la soupe

La soupe est idéale pour des dîners légers. La soupe est pourvue en vitamines. Toutefois, attention à certaines soupes industrielles, qui n'ont de soupe que le nom.

Prenez un petit-déjeuner

Le petit-déjeuner est primordial. N'en faites pas l'impasse. N'avalez pas qu'un thé ou un café avant d'aller au bureau. Au réveil, le matin, votre corps, après 7 à 8 heures de diète, n'a plus d'énergie. Et un petit-déjeuner copieux vous donnera de l'énergie. Vous serez donc plus active et brûlerez davantage de graisses. De plus, cela évitera les grignotages avant le déjeuner.

Prenez un apéritif malin

Si vous êtes invité à un apéritif chez des amis, mangez un bol de fromage blanc avant de vous y rendre. Ainsi, vous serez moins tenté par les petites préparations salées et les chips étalées sur la table. Pour les boissons, évitez l'alcool, mais optez plutôt pour un jus de fruits ou de l'eau gazeuse. Ajoutez-y un jus de citron pour éliminer le petit écart du moment.

Collez des photos sur votre frigo

Collez sur la porte de votre réfrigérateur des photos de silhouettes auxquelles vous aimeriez ressembler. Ainsi, vous éviterez les visites intempestives dans le frigo et la mousse au chocolat restera à sa place ! Prenez un verre d'eau à la place.

Misez sur le massage shiatsu

Le massage shiatsu est surtout connu pour ses vertus antistress. Mais, il a aussi des vertus minceur. En effet, le masseur intervient sur les zones responsables du stress, de la constipation, des fringales et va jouer sur ces différents points. Avec le massage, vous vous sentirez plus légère.

Essayez les ultrasons

Les ultrasons sont une technique qui agit sur la masse graisseuse du ventre en faisant "exploser" les adipocytes grâce à une fréquence de l'ordre de 40 kHz. Bien sûr, il est indispensable de s'adresser à un professionnel. Cette technique est parfois un peu douloureuse.

Testez l'auriculothérapie

L'auriculothérapie s'inspire de l'acupuncture. L'acupuncteur vous fixe une agrafe ou un fil sur votre oreille pour une durée indéterminée. Cette astuce s'adresse aux personnes récalcitrantes aux régimes et aux efforts physiques. Sceptiques s'abstenir.

Un massage piquant

Sachez que se masser avec une brosse à picots est conseillé pour éliminer les cellules graisseuses incrustées sur les cuisses ou les hanches et redonner fermeté et élasticité à votre peau. Utilisez-la sous la douche ou en complément d'une crème amincissante. Stimulez et réactivez la circulation lymphatique par des mouvements circulaires sur le ventre et les hanches.

Le short de sudation

Portez un short de sudation ou une ceinture abdominale pendant l'effort. Pendant une séance de cardio par exemple, ces vêtements de sudation augmentent la température corporelle et permet d'éliminer davantage. Le short active ainsi la circulation sanguine et booste le système lymphatique. Essayez-le aussi pendant le ménage ou le jardinage.

Un gommage spécial ventre plat

Voici une astuce pour confectionner un gommage ventre plat 100% naturel et peu cher : récupérez le café moulu de votre cafetière et appliquez-le sur votre ventre en frottant avec des mouvements circulaires. Rincez à l'eau froide. Non seulement votre ventre sera plus plat au fil des séances, mais votre peau aura la douceur de celle d'un bébé.

Faites du shopping

Vous allez perdre du poids et vos vêtements vont devenir trop grands. Débarrassez-vous-en et allez en essayer des nouveaux plus ajustés, plus colorés. Ainsi, vous constaterez le chemin parcouru en enfilant un jean de deux tailles en dessous. Cela va vous permettre de continuer. C'est la plus belle des récompenses. Pensez à donner vos vêtements à des associations caritatives.

Buvez aromatisé

Aromatisez votre eau pour qu'elle soit plus facile à boire. Vous trouverez, dans le commerce, des eaux aromatisées à la fraise, au citron vert, à la menthe, au citron… très peu sucrées et non caloriques. Ainsi, vous n'aurez plus d'excuses pour boire un litre et demi d'eau par jour. Évitez les eaux gazeuses qui gonflent le ventre.

Mangez de la couleur

Orange comme la citrouille, vert comme le haricot, rouge comme la tomate, violet comme la prune, jaune comme le poivron, blanc comme l'oignon… Faites de votre assiette un arc-en-ciel et profitez de tous les nutriments présents dans les fruits et légumes.

Baisser la température

Diminuer la température de votre intérieur de 3°C peut vous faire brûler encore plus de calories. Passer de 21 à 18°C peut vous faire dépenser de 100 à 200 calories supplémentaires. En plus, c'est écologique et économique.

Testez le soin aux algues

L'enveloppement aux algues présente des vertus bienfaisantes et des propriétés amincissantes, assainissantes, calmantes et nourrissantes. Une fois recouverte de ce produit et enveloppée dans une couverture chauffante, laissez-vous aller et profiter de ce moment de purs bonheurs. À tester en institut.

Les sous-vêtements amincissants

Shorty, legging, gaine… De nos jours, il existe des sous-vêtements dits minceur. Ces sous-vêtements libèrent tout au long de la journée des principes actifs qui aident à perdre des centimètres sur les cuisses, les hanches… et à raffermir l'épiderme. À essayer, en complément d'exercices physiques bien sûr.

Emmener un en-cas au bureau

Un bon moyen d'éviter de craquer devant la machine à café et surtout devant le distributeur de sucreries est d'apporter votre propre en-cas. Bien sûr, pas une barre chocolatée, mais plutôt une pomme, des biscottes ou un yaourt.

Faire le chat

Tous les matins, étirez-vous longuement en respirant profondément. Vous gagnerez alors en souplesse et allongerez vos fibres musculaires profondes. Vous réveillerez ainsi votre corps en douceur et activerez toute son énergie. Vous serez plus dynamique et dépenserez donc davantage.

Faites cuire la salade

Alors qu'en été, elle est la star de la table, l'hiver, la salade fane dans le réfrigérateur faute d'envie et de recettes adaptées. Sachez que la salade chaude est tout aussi délicieuse. Faites-la cuire simplement comme des épinards et dégustez-la.

Prenez le temps de cuisiner

Sachez que les préparations industrielles sont pleines d'huile de palme, de colorants et de conservateurs. Passez derrière les fourneaux autant que possible. Vous y gagnerez sur le plan santé et vous réaliserez des économies.

Produits alimentaires minceur

Voici quelques produits alimentaires bons pour la santé et bons pour la ligne, ainsi que quelques astuces pour consommer certains produits en les allégeant.

Les concombres

Vous adorez les concombres à la crème, mais ils pèsent un peu sur la balance. Ce ne sont pas les concombres qui pèsent sur la balance, mais la crème. Pour l'alléger, il suffit d'en préparer une plus digeste en mélangeant 1 cuillère à soupe de fromage blanc avec un peu de jus de citron. Assaisonnez de sel et de poivre selon votre goût.

Le régime miracle au citron

Pour perdre rapidement quelques kilos superflus, faites un jeune à base de citron. Dans 1.5 litre d'eau, versez le jus de 10 citrons, 10 cuillères à café de sirop d'érable et 1 pincée de piment de Cayenne. Durant 7 jours, buvez cette mixture et des bouillons riches en légumes que vous associerez au besoin à des flocons d'avoine ou à quelques amandes. Cette cure est efficace et vous aidera à retrouver la ligne. Attention toutefois, il ne faut pas la faire durer plus de 7 jours et il est préférable de demander l'avis de son médecin traitant avant de la commencer.

Le citron pour coupe-faim

Vous souhaitez perdre du poids, mais vous êtes très gourmande ? Coupez votre appétit avec du citron. Comment ? Tout simplement en mastiquant, avant chaque repas, des pelures de citron bien nettoyées. En effet, ces pelures contiennent de la pectine qui a pour vertu de rassasier plus vite et donc aide à limiter les apports caloriques.

Un yaourt sans sucre

Si vous voulez limiter le sucre dans votre alimentation, commencez par ne plus sucrer vos yaourts. Là vous allez me dire que le yaourt nature n'est pas très bon. Mais, à la place du sucre, ajoutez 1 cuillère à café de bicarbonate de soude. Il donnera un goût acidulé au yaourt tout en évitant les calories.

Les probiotiques

Les probiotiques ont souvent des noms étranges. Lactobacillus casei, Bifidobacillus, Bulgaricus... Pourtant, leurs bienfaits ne sont plus à prouver. La plupart se trouvent dans les laits fermentés. En les consommant, vous aiderez votre organisme à mieux se défense contre les agressions extérieures.

Les pommes

Sur le plan nutritionnel, la pomme est le fruit idéal pour tout régime. Elle est peu calorique, pauvre en graisses et riche en minéraux et en oligo-éléments. Consommée crue, elle a un effet diurétique. Ainsi, elle stimule l'activité du tube digestif et permet au ventre de s'alléger. Cuite, par contre, la pomme peut entraîner une constipation.

L'oignon

L'oignon régule l'absorption des sucres et favorise donc l'élimination des graisses. L'oignon combat la cellulite en éliminant l'eau et les toxines contenues dans l'estomac. L'oignon est l'aliment minceur par excellence, une arme anti-graisses redoutable. Consommez-le de préférence cuit et sans aucune modération.

Le persil

Le persil possède des vertus digestives, diurétiques et aide à modérer l'appétit. Le persil a une action anticellulite en aidant à réduire le stockage des graisses. Donc, parsemez vos plats de cette plante aromatique. Le persil peut être consommé cru, cuit et sous forme de tisanes.

Le citron

Il n'y a pas de régime sans citron. Le citron possède des propriétés brûle-graisses et épuratives. C'est lui que l'on choisit pour faire une cure minceur. Buvez un grand verre de citron pressé tous les matins. Cela va faciliter votre transit intestinal et lutter contre la constipation. N'hésitez pas à en consommer lors de vos repas.

La courgette

La courgette est un légume gorgé d'eau et très peu calorique. La courgette est un véritable brûleur de graisses, car elle nécessite un apport en énergie plus important qu'elle n'en contient pour être digérée. Alors, n'hésitez pas à la consommer.

La cannelle

La cannelle aide à diminuer le taux de sucre présent dans le sang. Ainsi, elle empêche le sucre d'être stocké sous forme de graisse par l'organisme. Elle facilite aussi le transit intestinal, car la moitié de son poids est constitué de fibres. Du coup, la cannelle peut vous aider à perdre du poids, tout en parfumant vos pâtisseries.

La pêche

Qu'elle soit jaune ou blanche, la pêche est un fruit diurétique et légèrement laxatif. La pêche est très riche en eau, peu calorique et sa teneur en sucres est faible. Elle apporte aussi des fibres à une alimentation équilibrée. La pêche contient de la pectine qui favorise le transit et qui apaise la faim. Alors, en été, ne vous en privez pas !

L'ananas

L'ananas c'est un as ! Ce fruit possède une enzyme, la broméline, qui accélère l'absorption des protéines par l'organisme et favorise le travail intestinal. L'ananas renferme des fibres alimentaires insolubles qui aident à lutter contre la paresse intestinale. L'ananas permet, aussi, de résorber la cellulite. Consommez-le de préférence frais.

Les protéines

Je ne vais pas vous faire un cour sur les protéines, mais sachez qu'elles vous permettent d'ingérer moins de graisses et de sucres. Elles sont de véritables coupe-faim, car elles stimulent la synthèse de glucose par l'intestin et génèrent un signal de satiété pour le cerveau. Grâce aux protéines, vous mincirez en étant rassasiée, sans fatigue, sans faim et sans dépression.

Les amandes

Les amandes bloquent l'absorption de certaines calories provenant des graisses et permettent de réduire le taux de lipides dans le sang. Les amandes régulent la glycémie, ce qui permet d'éviter les fringales et les grignotages. Enfin, les amandes sont source de magnésium et entretiennent les tissus abdominaux.

Le quinoa

Le quinoa est un légume originaire d'Amérique du Sud et appartient à la même famille que la betterave ou l'épinard. Le quinoa contient 15% de protéines, ce qui équivaut à une côte d'agneau, le gras en moins. Il contient aussi de la vitamine C, du magnésium et des antioxydants. Il est peu calorique et rassasie, ce qui permet de garder un ventre plat.

Le yaourt

Parmi tous les produits laitiers, le yaourt est votre meilleur allié ventre plat. Le yaourt possède des bactéries probiotiques qui agissent sur la diminution de gaz, de ballonnements et sur la constipation. Choisissez votre yaourt sans sucre et faible en gras. Ainsi, vous perdrez plus de poids autour de l'abdomen.

Les céréales complètes

Les céréales sont très importantes lors d'un régime, car elles ont un fort pouvoir de satiété et provoquent l'élimination naturelle des graisses. Pour autant, il faut choisir les céréales complètes à base de grains entiers qui calent rapidement et oublier les céréales trop raffinées ou riches en sucre. Les céréales complètent sont de bonnes alliées du ventre plat. Pensez aussi à varier les céréales : quinoa, boulgour, millet, avoine… vous n'avez que l'embarras du choix.

L'anis vert

L'anis vert est excellent pour lutter contre les ballonnements, surtout après un repas copieux. L'anis vert facilite la digestion. Mâchez quelques graines d'anis vert après un repas un peu trop copieux et dites adieu aux flatulences et au pantalon trop serré à la taille. C'est radical. De plus, l'anis vert possède des vertus aphrodisiaques…

Les compléments alimentaires

Les compléments alimentaires ont une action souvent ciblée. On les trouve en pharmacies ou en grandes surfaces, en gélules ou en solutions buvables. Ils peuvent donner le petit coup de pouce dont vous avez besoin pour perdre du poids.

Le thé vert

Remplacer votre café par du thé vert, sans sucre bien sûr, excellent pour la santé. Le thé vert ne fait pas maigrir, mais il contient de la caféine qui favorise la combustion énergétique. Il favorise, aussi, l'élimination et contient des antioxydants.

Le poisson blanc

On le sait, les protéines sont nécessaires à notre alimentation. Mais, certaines protéines, que l'on trouve notamment dans les poissons blancs, sont moins caloriques que d'autres. Alors, faites-le plein de merlans, de morues, de rascasses, de limandes, de soles, de colins, de daurades... Ces poissons sont peu gras et très diététiques.

Les fibres

Les fibres sont très importantes dans notre alimentation. Elles facilitent le transit, font baisser le taux de cholestérol, réduisent le risque de maladies cardiovasculaires et de certains cancers. Misez sur les fibres ! Vous les trouverez facilement dans les végétaux.

Les laitages

Les laitages sont bons pour notre capital osseux. Il faut donc en consommer. Le lait est riche en protéines, en vitamines A et D et en calcium. Mais attention, du gras peut se cacher dans certains produits laitiers. Les fromages, par exemple, en sont remplis, de même que les crèmes aromatisées sont remplies de sucres. Préférez les laitages nature ou allégés.

Le pain

Le pain a engendré beaucoup de polémiques. Autrefois, il était strictement interdit de manger du pain lorsque l'on faisait un régime. Aujourd'hui, les professionnels de la nutrition s'accordent pour dire qu'il ne faut pas le supprimer de son alimentation. Préférez les pains à base de farine complète ou de farine intégrale qui sont riches en fibres. Ainsi, ils calent plus longtemps. On peut aussi choisir les pains aux graines de lin ou de tournesol qui fournissent de bons acides gras. Rappelons aussi que le pain est un féculent et qu'il ne doit pas être consommé avec un autre féculent.

Les viandes maigres

Les professionnels de la nutrition considèrent que 120 g de viande apportent assez de protéines lors d'un repas. Ce chiffre est à moduler en fonction de votre corpulence. Si vous aimez la viande et que vous ne voulez pas vous en priver, privilégiez les viandes maigres, comme la volaille, l'escalope, le rôti de veau ou de cheval… Ôtez le gras avant chaque cuisson.

L'huile d'olive

L'huile d'olive est aussi grasse que toutes les autres huiles. Mais, elle présente l'avantage d'être beaucoup plus digeste. Elle facilite même la digestion des graisses en augmentant la production de bile. Une cuillère par jour suffit pour profiter de ses bienfaits. À consommer de préférence crue.

Le fenouil

La tisane au fenouil est à adopter de toute urgence. La tisane au fenouil sera votre meilleure alliée de la digestion. En effet, le fenouil aide à combattre les ballonnements et ses racines aident à lutter contre la rétention d'eau. Pour se concocter une bonne tisane de fenouil, il suffit de concasser quelques fruits séchés et de les recouvrir d'eau bouillante. Laissez infuser 10 petites minutes et savourez.

L'eau

On ne peut pas se passer d'eau. L'eau est un véritable miracle. L'eau permet de drainer, d'éliminer et de nettoyer. Elle a aussi un effet coupe-faim, surtout si elle renferme du magnésium. L'eau améliore le fonctionnement des cellules qui façonnent votre silhouette. Buvez de l'eau plate tout au long de la journée, dans la mesure du possible, hors des repas et n'attendez pas d'avoir soif pour le faire.

La coriandre

La coriandre agit sur la digestion en activant la sécrétion de sucs gastriques grâce à l'huile essentielle contenue dans ses graines. La coriandre permet d'accélérer le processus carminatif, c'est-à-dire elle permet de lutter contre l'aérophagie. Elle est votre alliée votre plat.

L'huile de lin

L'huile de lin ou les graines de lin sont d'excellentes sources d'oméga3. L'huile de lin est efficace pour lutter contre la constipation et le syndrome du côlon irritable. L'huile de lin ne supporte pas la chaleur et ne peut être consommée que sur des salades. Vous pouvez aussi consommer des graines de lin entières ou broyées afin d'améliorer votre transit.

La carotte

On connait tous l'adage populaire qui dit que la carotte rend aimable et donne de bons yeux. La carotte présente aussi l'avantage d'être riche en bêta-carotène, en vitamines A, B6 et K. Elle aurait des effets protecteurs contre les maladies cardiovasculaires, le cancer du poumon et diminuerait les risques de cataracte.

L'avocat

L'avocat est riche en acides gras mono-insaturés (la bonne graisse) et en nutriments. L'avocat est votre meilleur allié si vous voulez obtenir des abdos en béton. En effet, il évite l'accumulation de gras dans l'abdomen.

L'huile de coco

30 ml d'huile de coco quotidiens, associés à un régime et à de l'exercice, permettent de perdre plus de centimètres de tour de taille que l'huile de soja. L'huile de coco augmente la perte de poids. C'est la seule huile à avoir un effet ventre plat. Choisissez-la de préférence vierge ou brute.

La myrtille

Tout comme les mûres, la myrtille est l'un des meilleurs aliments contenant des antioxydants. C'est l'atout anti vieillesse. Sachez aussi que les antioxydants distribuent plus d'oxygène aux muscles. Du coup, vos abdos sont mieux oxygénés, votre sangle abdominale est stimulée et donc stocke moins de graisse.

Le melon

Le melon présente l'avantage de combler l'appétit grâce à sa teneur élevée en eau. Il vaut donc mieux le consommer en entrée plutôt qu'en dessert. Un melon fournit 42 g de sucres, soit moins qu'un grand verre de boisson gazeuse. Vous pouvez aussi le grignoter dans la journée sans culpabilité.

Les agrumes

Les agrumes sont de formidables réserves de vitamine C. Que ce soit le citron, l'orange, le pamplemousse ou la clémentine, les agrumes vous aideront à lutter contre les coups de fatigue et stimuleront vos défenses immunitaires. Les agrumes sont vos meilleurs alliés de l'hiver. De plus, ils sont excellents pour la ligne !

Le sirop d'agave

Le sirop d'agave est beaucoup plus digeste que le sucre. Utilisez-le pour sucrer vos boissons chaudes. Vous le trouverez dans les magasins bio.

Les bons réflexes

Voici quelques réflexes à adopter au quotidien pour mincir et rester mince.

Mâchez vos aliments

Mâchez minutieusement pour permettre à votre estomac de dire à votre cerveau qu'il est arrivé à satiété. Ainsi, vous vous sentirez moins lourde après le repas. Pensez à manger lentement et prenez de petites bouchées. Posez votre fourchette entre chaque bouchée. Cela vous permettra de ne pas manger au-delà de votre faim et de réduire les ballonnements.

Prenez un petit-déjeuner

Le petit-déjeuner est le repas le plus important de la journée. Ne le sautez pas. N'avalez pas un café à la hâte, mais prenez le temps de bien petit-déjeuner : laitage, fruit, pain.

Préférez les escaliers

Préférez l'escalier à l'ascenseur. Dès que vous en avez l'occasion, gravissez les marches. Cela galbe la silhouette. Pensez à bien respirer et à rentrer le ventre.

Garez votre voiture loin de votre travail

Vous n'avez pas le temps de marcher ? Qu'à cela ne tienne. Il est possible de faire de l'exercice en allant à son boulot. Garez votre voiture un peu plus loin où se trouve votre lieu de travail ou descendez à une station de métro avant et parcourez cette distance à pied.

Étudiez les étiquettes

Les étiquettes sur les aliments vendus en supermarché sont très sournoises. Il faut bien les étudier afin de décrypter le poids des boîtes, le nombre de portions, les ingrédients, le nombre de calories, les lipides… Faites attention à la quantité de sel et à tout ce qui se cache derrière des termes scientifiques.

Prévenez vos hôtes

Si vous êtes invité chez des amis, n'hésitez pas à dire que vous êtes au régime et que donc vous faites attention à ce que vous mangez. Souvent, après une telle annonce, vos hôtes vont préparer un plat moins gras et vont préférer servir un apéro light.

Attention aux ajouts

Certains ajouts peuvent être très caloriques. Par exemple, une salade avec du maïs, du bacon, du fromage et des croûtons n'a de salade que le nom ! Cela vaut aussi pour les poissons couverts de sauce. Faites attention lorsque vous choisissez un plat ou lorsque vous cuisinez, les ajouts de sauces et d'ingrédients gras ou sucrés peuvent vite faire monter la facture de calories.

Faites le plein de crudités

On le sait, le grignotage fait grossir. Pour lutter contre cette envie de grignotage, faites-le plein de crudités. Ayez toujours des crudités dans votre frigo. Des bâtonnets de carottes ou de concombres, des tomates cerise, des champignons crus… et c'est l'assurance de ne pas se jeter sur le paquet de gâteaux.

Se peser une fois par semaine

Beaucoup se pèsent tous les jours, voire deux fois par jour. Or, cela ne sert à rien, sauf à vous décourager. En effet, le poids peut varier en raison des changements hormonaux ou à cause d'un excès d'eau dans le corps par exemple. Pesez-vous de préférence le matin, à jeun, et choisissez un jour précis de la semaine pour le faire. Le lundi est parfait.

Adoptez la douche revigorante

Les douches chaudes le matin c'est tentant. Mais préférez une douche revigorante, c'est-à-dire tiède, voire plus fraîche, sur les seins et les jambes, avec un gel douche parfumé et dynamisant. Cela stimulera la circulation sanguine et permettra de mieux éliminer les toxines.

Buvez de la tisane

La tisane est idéale pour caler les petites faims. Elle est drainante et réconfortante. Préparez un thermos de tisane pour le bureau, ainsi vous serez tranquille. Buvez-la sans sucre pour 0 calorie. Elle sera aussi un excellent apport en eau.

Barbotez utile

Il ne sert à rien d'aller à la piscine pour rester au bord, dans l'eau, sans bouger et faire quelques brasses de temps en temps. Si vous aimez barboter, barbotez utile. Munissez-vous de palmes et faites des mouvements. Sachez qu'une demi-heure de palmes fait brûler autant de calories qu'une heure et demie de vélo.

Mangez assise

Debout, sur un coin de bar ou entre deux rayons d'une boutique, le repas sera vite avalé et mal digéré. Prenez le temps de vous asseoir et de mastiquer. Cela facilite la digestion et évite le gros ventre après le repas.

Prenez des bains

Une fois par semaine, prenez un bain relaxant. Il faut savoir que le stress déclenche souvent une prise de poids, à cause des prises alimentaires compulsives et non contrôlées. Prenez un bain tiède, parfumé, avec mousse et sel. Laissez-vous aller et profiter de ce moment pour vous faire un soin de la peau. Ainsi, vous serez plus zen.

Travaillez vos abdos au bureau

Même si vous êtes au bureau, vous pouvez travailler vos abdos. Prenez appui sur les accoudoirs de votre fauteuil et plaçant le dos droit contre le dossier. Soulevez les genoux en même temps. Comptez jusqu'à 7 et reposez les pieds. Recommencez une dizaine de fois. C'est discret et rapide. Ces gestes répétés plusieurs fois dans la journée sont aussi efficaces qu'une séance de gym hebdomadaire.

Travaillez vos abdos en voiture

Dès que vous êtes en voiture, pensez à rentrer le ventre dès que vous changez de vitesse. Cette astuce sera très efficace en ville. Vous voyez comme il est facile de faire quelques exercices tout au long de la journée et sans perdre de temps !

Faites la chandelle

Tous les matins, avant de sortir du lit, penser à mettre à contribution vos abdos. Restez allongée sur le dos et levez les jambes tendues à la verticale. Rentrez le ventre et gardez les bras le long du corps. Maintenant, décollez le bassin et montez tranquillement en chandelle. Une série de 20 mouvements et vous êtes prête pour attaquer la journée.

Apprenez la gym poussette

Vous avez accouché il y a peu et je vous en félicite. Du coup, votre ceinture abdominale est un peu ramollie. Pour la tonifier, adoptez la gym poussette. En fait, il s'agit de séances de fitness en plein air où l'on vous apprend à marcher rapidement, à renforcer vos muscles et à vous étirer, le tout avec bébé.

Rentrez le ventre

À chaque fois que vous marchez, pensez à rentrer le ventre. Balades et contractions d'abdos. Et à force de le faire, cela deviendra vite un réflexe. Alors, laissez votre voiture au garage et marchez dès que vous en avez l'occasion, pour aller au boulot, pour aller acheter le pain, pour aller chercher les enfants à l'école...

Se ménager 8 minutes par jour

Après le travail pendant les devoirs des enfants, avant la douche, trouvez un moment rien qu'à vous. 8 minutes suffisent. Faites un programme d'exercices ciblés. Une minute de course sur place, crunchs... Variez les exercices.

Faites vos courses le ventre plein

Faites vos courses le ventre plein pour éviter les tentations et l'achat de gâteaux, chips, fromages… Cela évitera aussi de grignoter le pain entre chaque rayon ou de goûter au paquet de biscuits.

Établissez des menus

Si vos menus sont établis pour la semaine et la liste faite en conséquence, vous vous éviterez les écarts. Pensez à l'avance ce que vous allez mitonner et faites vos courses. Et une fois au magasin, cantonnez-vous à la liste et n'achetez rien d'autre que ce qui est sur la liste.

Le massage du matin

Chaque matin, pensez à vous masser le ventre pour le raffermir et le tonifier. Versez quelques gouttes d'huile de bellis au creux de votre main et massez votre ventre en mouvements circulaires, dans le sens des aiguilles d'une montre.

Limitez les sorties à risque

Les déjeuners pantagruéliques chez mamie sont à éviter pour quelque temps. De même, évitez d'aller visiter le musée du bonbon Haribo ou la visite d'une usine à chocolat ou encore la dégustation de foie gras chez le producteur local. Bref, vous avez compris l'idée. Ce sont des sorties à se réserver pour plus tard.

Tenez-vous droite

La posture joue un rôle important dans l'image que vous renvoyez et par conséquent de celle que vous avez de vous-même. Bombez le torse, rentrez le ventre. Tenez-vous droite et faites attention de ne pas cambrer. Serrez les fesses et le ventre, ainsi votre dos sera bien droit.

Ajoutez du goût

Mesdames, usez et abusez des herbes et des épices. Sur un poisson, sur une viande grillée, sur les légumes, sur une salade, sur les fruits… Cerfeuil, coriandre, ciboulette, estragon, persil, sauge… le choix est immense. Cela ajoutera du goût sans ajouter de calories.

Dînez léger

Le soir et surtout la nuit sont des moments où l'on consomme le moins d'énergie. Il est donc important de dîner léger pour ne pas stocker. Essayez de dîner tôt et ne vous couchez pas de suite après le repas. Laissez-vous le temps de digérer.

Conseils pour perdre du poids

Il n'est pas évident de perdre du poids et même lorsque l'on suit un régime à la lettre, les résultats peuvent se faire attendre. Voici quelques conseils et astuces de grand-mères pour vous aider à booster votre régime et garder la ligne.

Consommez 5 fruits et légumes par jour

S'il y a bien des aliments qui vous veulent du bien, ce sont les fruits et les légumes. Ce slogan « Pour votre santé, mangez 5 fruits et légumes par jour », vous avez dû l'entendre et le lire mille et une fois. Les légumes et les fruits sont riches en fibres, en vitamines et en minéraux. Ils constituent, avec les céréales, le socle de la pyramide alimentaire.

Faites une cure détox après les excès

Après un repas trop copieux, surtout ceux des fêtes de fin d'année, débarrassez votre organisme des toxines dues à une alimentation trop riche en faisant une petite détox pendant 2 à 3 jours. Céréales complètes, thé, fruits et légumes pendant deux jours. Misez sur les aliments riches en fibres, en vitamines et en minéraux et pauvres en graisses et en sucres.

Mettez-vous aux sports tendance

Certains sports sont plus tendance que d'autres. En ce moment, c'est le hot yoga et la Zumba qui ont le vent en poupe. Ce sont deux disciplines qui sont très efficaces pour tonifier la ceinture abdominale en quelques séances. Et si vous n'avez pas le temps ou les moyens de vous rendre dans une salle de sport, sachez qu'il existe des jeux vidéo qui vous font danser la Zumba comme si vous preniez un vrai cour.

Bougez-vous l'hiver

L'hiver, c'est la saison où l'on a envie de se lover dans son canapé, sous la couette et de regarder une bonne série à la télévision tout en grignotant des gâteaux et en buvant du chocolat chaud. L'hiver, on n'a pas envie de bouger. Il fait froid. Or, marcher ou courir par temps froid fait brûler plus de calories à votre organisme et surtout encore plus de calories pour se réchauffer. Couvrez-vous et allez affronter le froid.

Apprenez à déculpabiliser

Vous avez fait un excès ce week-end. Ce n'est pas la fin du monde et cela arrive. Ça fait même du bien au moral de lâcher-prise de temps en temps. Pour le lundi, mangez simplement plus léger. Soupe et fruits au déjeuner et au dîner et buvez de la tisane. L'écart sera vite oublié.

Consultez un diététicien

Avant chaque régime, et surtout si vous voulez perdre plus de 5 kilos, il est fortement conseillé de consulter un diététicien qui fera un bilan. Dans certains cas, ce coup de main est indispensable. Le diététicien est là pour vous aider et surtout pour vous aider à stabiliser votre poids.

Se laisser du temps après un accouchement

La grossesse rime avec bonheur. Seulement, après un accouchement, il n'est pas rare de garder quelques kilos en trop. Les stars qui retrouvent leur ligne deux semaines après leur accouchement font enrager. Mais vous n'êtes pas une star ni une princesse, comme Kate Mindleton. Elles, elles ont bénéficié d'un suivi par des coaches sportifs, des cuisiniers tout au long de leur grossesse et surtout elles ont des nounous pour leur laisser le temps de se remettre en forme. Une femme « normale » ne bénéficie pas de tout cela et a besoin de plusieurs mois pour perdre les kilos de la grossesse, surtout si vous allaitez. Il faut juste accepter, être patiente. Pendant ce temps, profitez de votre bébé.

Craquez de temps en temps

Ne soyez pas trop sévère avec vous-même et autorisez-vous un petit encart de temps en temps. Cela vous fera du bien au moral. Ce n'est pas parce que vous faites un régime que vous devez vous priver de tout, au risque d'en perdre le sourire. Choisissez un jour de la semaine pour manger un petit chocolat ou la pâtisserie qui vous fait tellement envie dans la vitrine du boulanger artisan du coin. Et une fois par mois, autorisez-vous à manger un bon repas en famille.

Évitez de vous resservir

Vous êtes gourmande et lorsque vous aimez un plat, vous avez tendance à vous resservir, jusqu'à faire éclater votre estomac. Stop ! Pour maigrir, il ne faut jamais, j'ai bien dit jamais, se resservir. Servez-vous une assiette et sortez de table dès que vous l'avez finie.

Répondez à la faim

En cas de faim réelle et physique, à distinguer de la simple envie de manger, il faut répondre avec l'aliment approprié et toujours au bon moment de la journée. Pour vous caler et éviter la faim, il faut augmenter les rations de viande ou de poisson selon le repas et le moment de la journée.

Laissez votre créativité parler

Faites de la peinture, du scrapbooking, du tricot, de la couture, de la photo… Toutes ces activités très à la mode vous occuperont l'esprit. Ainsi, vous penserez moins à grignoter.

Écouter votre corps

Soyez à l'écoute de votre corps, des sensations de faim, de satiété et d'envie. Si vous avez faim, mangez. Sinon, si vous n'avez pas faim, il est inutile de vous forcer parce que c'est l'heure du repas ou qu'il faut finir votre assiette. C'est votre corps qui doit guider votre alimentation, pas vos humeurs.

Mettez-vous à la marche à pied

La marche rapide est tout aussi efficace que le jogging et moins traumatisante pour les articulations. Maintenez-vous en forme avec 30 min de marche rapide par jour. Cette activité permet de chasser le stress, combat la dépression, permet de s'aérer et combat les migraines.

Faites de la natation

Faire de la natation est une activité très recommandée pour les personnes souffrant du dos ou des articulations. C'est une bonne manière de se remettre en forme en douceur. L'aquagym est aussi une bonne alternative pour faire travailler ses muscles en douceur, sans avoir le poids du corps.

Faites l'amour

Savez-vous qu'un câlin bien fait permet de brûler 200 calories en une demi-heure et tonifie le ventre. Et ce nombre peut doubler si vous variez les positions et prolongez les préliminaires. Voilà une belle manière de joindre l'utile à l'agréable. Et pourquoi pas ne pas commencer la séance par un strip-tease langoureux ? Hop 200 calories en moins !

Mincir en faisant le ménage

Votre balai peut devenir un véritable allié minceur. Placez-le sur vos épaules, disposez vos mains sur le manche de chaque côté, le dos bien droit, les pieds légèrement écartés et tournez le buste de chaque côté à 20 reprises. Et hop ! Une taille affinée en peu de temps.

Ne sautez pas le goûter

Vous pensez qu'en sautant le goûter vous maigrirez plus vite ? Cela n'est pas vrai. Le goûter est un maillon de la chaîne, comme les autres repas, et a son importance. Prenez un yaourt ou une pomme. C'est suffisant pour éviter de se jeter sur le dîner.

Limitez votre consommation de caféine

Si la caféine contenue dans les crèmes amincissantes a un effet positif sur la cellulite et les capitons, celle que nous buvons ne doit pas être prise à haute dose. En effet, la caféine peut avoir des effets négatifs sur l'organisme. Surtout, elle peut provoquer une addiction et une envie de manger sucré.

Ne bannissez pas d'aliments

Il est entendu que la consommation de certains aliments doit être réduite lorsque l'on suit un régime. Mais, ce n'est pas une raison de les bannir totalement. Si vous aimez la mayonnaise, le chocolat ou la charcuterie, il est inutile de s'en priver. Mangez-en peu, mais mangez-en comme même.

Chouchoutez votre moral

La dépression saisonnière touche 5% de la population et elle est synonyme de moral en berne et de prise de poids. Au moindre doute, il ne faut pas hésiter à aller consulter et à se faire aider. La luminothérapie, par exemple, donne d'excellents résultats.

Offrez-vous des dessous

Pour se réconcilier avec votre corps, misez sur des dessous bien ajustés qui vous mettent en valeur et galbent ce qu'il faut. Et surtout, ne vous fiez pas au miroir : un beau corps est un corps qui ose. Alors osez ! Et lorsque l'on porte de beaux dessous, on se sent plus en confiance.

Découvrez les légumes oubliés

Rutabaga, crosnes, panais, pâtisson, courgette spaghetti... découvrez ces légumes oubliés. Vous verrez, leurs formes et leurs couleurs ne vous laisseront pas indifférent. Et leur goût vous surprendra. C'est un excellent moyen d'éviter la monotonie des traditionnels légumes d'hiver. Maintenant, on en trouve facilement en grandes surfaces ou chez le primeur du coin.

Épilez-vous

De nombreuses femmes, parce que c'est l'hiver et qu'elles se cachent sous de gros pulls et des pantalons, négligent l'épilation. Grosse erreur. Rester épilée tout l'hiver, c'est prendre soin de soi, c'est une façon de ne pas perdre de vue sa féminité et donc de garder la ligne.

Courez les vernissages et les expos

C'est une bonne manière de rester active durant l'hiver. La saison froide est aussi la plus active sur le plan culturel. De quoi s'occuper l'esprit tout en restant au chaud et debout ! Pensez aussi aux musées. Et oui, sans vous en rendre compte, vous ferez du sport.

Cultivez votre main verte

On ne le dit pas très souvent, mais le jardinage fait perdre des calories. Et même, l'hiver, on peut s'adonner à ce plaisir. Sur un balcon ou dans son jardin, on peut réaliser de jolis jardins d'hiver et l'été ramassez les légumes du potager. Alors, plantez, taillez, rempotez...

Portez des jupes

Il n'y a rien de plus féminin qu'une jupe et surtout, on n'a pas trouvé mieux pour flatter la silhouette. Selon votre morphologie, préférez-la au-dessus du genou ou en dessous droite ou évasée, près du corps, longue... Et l'hiver, la mode des bottes cavalières et des cuissardes permet de garder les gambettes au chaud. De plus, elles galberont et muscleront vos jambes et vos mollets sans que vous vous en aperceviez.

Adaptez votre sommeil

Les saisons nous imposent un rythme, que nous ne respectons pas toujours. Notre société moderne veut que nous passions de moins en moins de temps au lit. Or, cela provoque fatigue, dépression, stress... Levez le pied et adaptez vos temps de sommeil à vos besoins. Couchez-vous plus tôt, ménagez-vous un temps de sieste. Et sachez qu'en dormant, vous brûlez des calories.

Pédalez

Finis la voiture et les transports en commun. Investissez dans un vélo. Vous développerez votre endurance cardiaque et oxygènerez les muscles de vos jambes. Une minute de vélo permet de brûler 4 à 5 calories. Une demi-heure de vélo par jour permet de diminuer de 50% les risques de troubles cardiovasculaires. Il est temps de s'y mettre !

Adoptez un chien

Une étude américaine, menée par des chercheurs de l'université de Harvard a démontré que posséder un chien permet d'augmenter l'espérance de vie, et cela pour deux raisons : la sensation de bonheur d'avoir un animal et le mode de vie plus actif des possesseurs des chiens amenés à marcher pour promener leur chien ou à jouer avec lui.

Analysez-vous

Trouvez ce qui vous a conduit à cette prise de poids. L'important dans cette analyse est de comprendre ce qui a provoqué la prise de poids, pour ne pas refaire la même erreur. Cela vous aidera à ne pas prendre de poids après le régime. Les causes d'une prise de poids sont bien souvent affectives. Il peut aussi s'agir de la perte de son emploi ou d'un travail trop stressant.

Faites un bilan médical

Avant, pendant et après un régime, faites un bilan médical avec prescription d'une prise de sang. En effet, un régime est une période de restriction alimentaire à n'entamer qu'à condition d'être en bonne santé. Il faut aussi surveiller si le régime n'entraîne pas de carence. De plus, il faut surveiller si tout fonctionne bien, notamment la thyroïde, car une dysthyroïdie peut entraîner une prise ou une perte de poids.

Inscrivez-vous sur un forum

Les forums, ce n'est pas ce qui manque sur le net. Et en fouillant bien, vous trouverez un forum intéressant, où discuter, échanger, avec des personnes qui vivent la même chose que vous. Cela vous permettra de trouver du soutien, une écoute, des conseils et de la motivation. Vous vous sentirez soutenue dans votre démarche, ce qui n'est pas toujours le cas dans le cercle familial.

S'arrêter de manger avant le signal de satiété

À l'image de nos amis japonais, l'astuce pour mincir sans effort est de s'arrêter de manger un peu avant de n'avoir plus faim. Ce qui veut dire qu'il ne faut pas attendre de se sentir lourde pour arrêter de manger. Cette habitude est facile à prendre et vous permettra de garder ou retrouver votre ligne sans trop d'effort.

Marquez le coup

Lorsque vous arrivez à la fin de votre régime, n'hésitez pas à changer de coupe de cheveux, à vous offrir une petite séance de relooking ou une séance en institut. Vous avez perdu du poids et ça se fête. De plus, c'est une bonne manière de réinvestir son corps.

Une chose à la fois

N'arrêtez pas de fumer et n'entamez pas un régime en même temps. Cela ferait beaucoup trop d'un coup et engendrerait trop de stress. Concentrez-vous d'abord sur votre travail de rééquilibre alimentaire. Ces nouvelles bonnes habitudes alimentaires vous permettront de ne pas grossir démesurément lorsque vous arrêterez de fumer.

Faites le bon choix

Choisissez bien votre régime, réfléchissez avant de vous lancer dans cette aventure. Votre régime doit être adapté à votre rythme de vie, à vos contraintes. Évitez les régimes miracles, qui sont efficaces au début, mais catastrophiques à la fin. Il serait dommage de reprendre tous les kilos que vous avez eu tant de mal à perdre.

Pomponnez-vous

Maquillée, bien coiffée, habillée avec soin… vous aurez toujours plus envie de mincir qu'en vous négligeant. Cela boostera votre volonté.

Mettez votre robe préférée et admirez-vous pour estimer les efforts qu'il reste à fournir. Regardez vos atouts et mettez-les en avant.

Adoptez la crème amincissante

Peu importe la marque et le prix, optez pour une crème amincissante ciblée. Certaines sont plus adaptées pour le ventre, d'autres pour les cuisses… Appliquez-la matin et soir en massage circulaire. Persévérez. La crème amincissante vous aidera à mincir en complément de votre régime. Et le fait de vous masser régulièrement permettra de chasser les capitons.

Mettez-vous au yoga

Le yoga est une activité très complète. Non seulement, les différentes postures vous aident à redessiner votre silhouette, mais aussi à travailler en profondeur vos muscles tout en respectant votre respiration, votre équilibre tout en stimulant certains organes vitaux. Cela vous aidera aussi à mieux gérer votre régime en régulant votre stress.

Ne vous isolez pas

Ce n'est pas parce que vous suivez un régime que vous ne devez plus sortir de chez vous et refusez toutes les invitations. Au contraire, voir du monde vous aide à garder le moral et à vous sentir entourée et soutenue dans votre démarche. Il est préférable de sortir que de rester assise sur son canapé.

Fixez-vous des objectifs

Se fixer des objectifs, des buts à atteindre permet de se donner des étapes et donc de voir les avancées. Si vous savez exactement ce que vous voulez, le but sera plus facile à atteindre. Combien de kilos voulez-vous perdre ? Voulez-vous augmenter votre masse musculaire ? Voulez-vous changer votre silhouette ?

Lancez votre blog

Une grande tendance sur le net consiste à parler de son challenge amincissement. En expliquant votre projet, vos objectifs et vos difficultés, vous aurez moins tendance à abandonner en cours de route et vous vous sentirez soutenue. Alors, créez votre blog. Il existe de nombreuses plateformes gratuites.

Variez vos menus

Viande grillée accompagnée d'une salade à tous les repas... vous allez vite vous en lasser. En plus, en mangeant toujours la même chose, vous pouvez provoquer une carence et c'est exactement ce qu'il faut éviter. Cela vous fatiguera et vous donnera faim. Variez vos menus et piochez dans chaque famille d'aliments.

Faites la sieste

Lorsque l'on fait un régime, on nous dit de bouger et de faire des activités. Alors l'idée de faire une sieste est un peu à contre-courant. Or, la sieste redonne de l'énergie pour l'après-midi. Ainsi, vous serez plus active et vous éliminerez plus. La sieste ne doit pas être trop longue, sinon vous risqueriez de provoquer l'effet inverse. Le mieux est de vous coucher sur le canapé, un stylo à la main. Dès que vous dormez, vous allez relâcher vos muscles et le stylo va tomber. Là, vous vous réveillez.

Misez sur le plat complet

Oubliez les menus du genre entrée, plat, fromage et dessert. La bonne alternative est le plat complet. Tout doit tenir dans une assiette. Ainsi, vous ne serez pas tentée à chaque plat. Ne buvez pas trop d'eau pendant le repas, car cela va vous ballonner et refusez la corbeille à pain.

Mettez-vous au ménage

Mine de rien, les tâches ménagères permettent d'éliminer des calories. Passer l'aspirateur, le balai, la serpillère, laver la baignoire… sont autant d'activités qui vous font perdre des calories. On se baisse, on frotte, on secoue, on soulève, on transpire… Faire le ménage est une vraie séance de sport. Surtout, ne le dites pas à votre homme, qui en profitera pour se reposer sur le canapé !

Faites de 4 à 5 repas par jour

Mangez moins, mais plus souvent. Ne négligez pas le goûter et le petit-déjeuner. Fractionnez vos repas. Si vous avez une fringale vers 10 h ou 16 h, mieux vaut prendre le temps de faire une pause et de déguster un yaourt, une pomme que d'avaler son repas en trois bouchées.

Chasser la cellulite

Le marc de café

Le marc de café peut vous aider à chasser la cellulite. En usage quotidien, incorporez du marc de café à votre gel douche ou mélangez-le à de l'huile d'amande douce. Massez les zones touchées par la cellulite. Cela doit être fait le plus fréquemment possible pour plus de résultats.

Les poissons gras

Les poissons gras figurent parmi les aliments les plus sains pour lutter contre la cellulite. Saumons, truites, sardines, harengs, maquereaux… vous n'avez que l'embarras du choix. Ces poissons contiennent beaucoup d'acides gras essentiels qui aident à renforcer et à fortifier les cellules de la peau. Donc, ils améliorent le tonus et la texture du ventre.

La crème à base de caféine

Matin et soir, appliquez une crème à base de caféine qui va drainer et raffermir la peau. Cette crème associée à un régime et appliquée régulièrement en massage circulaire va vous aider à perdre quelques centimètres de tour de hanches et de cuisses.

Le bain minceur

Un bain peut vous aider à lutter contre la cellulite en stimulant la circulation sanguine, à condition qu'il soit bien fait. Mélangez 20 gouttes d'huile essentielle de bois de cèdre dans un peu de bain moussant ou d'huile d'amande douce. Versez le mélange dans un bain tiède et relaxez-vous pendant une vingtaine de minutes. À répéter deux fois par semaine.

L'art du malaxage

Vous êtes devant la télévision, occupée à regarder un film ? C'est le moment idéal pour se faire un malaxage et se prendre en main. Appliquez un peu de crème hydratante ou de lait pour le corps au creux de vos mains et malaxez-vous le ventre et les cuisses. Dans tous les sens. Frottez, pétrissez, palpez… pendant au moins 20 minutes. Le but étant, bien sûr, de décoller les graisses.

Un bain au pamplemousse

L'huile essentielle de pamplemousse est reconnue pour dissoudre les graisses. Associée à l'huile essentielle de bois de cèdre, elle fera de votre bain un moment très efficace pour raffermir votre ventre et vos cuisses. Pour cela, diluez 10 gouttes de chaque huile essentielle dans 4 bouchons d'huile d'amande douce et mettez ce mélange dans l'eau du bain.

Attention : cette astuce n'est pas recommandée pour les femmes enceintes. De plus, évitez de vous exposer au soleil juste après votre bain.

L'huile de bellis

Chaque matin, massez-vous le ventre avec quelques gouttes d'huile de bellis au creux de la main. Faites des mouvements circulaires, toujours dans le sens des aiguilles d'une montre. Cela va raffermir et tonifier votre ventre.

Une solution buvable contre la cellulite

Misez sur les huiles essentielles en boisson pour réduire les ballonnements, stimuler la circulation lymphatique et limiter la cellulite. Préparez votre boisson en mélangeant 2 gouttes d'huile essentielle de menthe poivrée, 2 gouttes d'huile essentielle de citron et 1 goutte d'huile essentielle de romarin à verbénone dans un grand verre d'eau et buvez cette mixture chaque matin.

Fabriquer son baume anticellulite

Il n'y a rien de plus facile que de fabriquer soi-même un baume anticellulite naturel et économique. Suivez cette petite recette de nos grand-mères. Mélangez 2 cuillères à café de poudre de guarana dans un yaourt nature ou du fromage blanc. Ajoutez 2 cuillères à café de marc de café, 5 gouttes d'huile essentielle de myre et 5 gouttes d'huile essentielle de vigne rouge. Appliquez cette mixture abondamment sur le ventre le soir, au moment de vous coucher.

Attention : À éviter chez les femmes enceintes.

Une crème chauffante désincrustante

Voici la recette pour fabriquer une crème chauffante désincrustante, idéale pour lutter contre les amas graisseux et drainer les tissus. Mélangez 5 gouttes d'huile essentielle de fucus, 5 gouttes d'huile essentielle de cyprès avec une infusion de thé vert, un piment broyé et du fromage blanc pour épaissir la préparation.

Une crème friction amincissante

Voici encore une recette d'une crème maison amincissante et anticellulite. Mélangez 5 gouttes d'huile essentielle de basilic exotique, 5 goûtes d'huile essentielle de citron et 5 goûtes d'huile essentielle d'estragon dans un peu d'huile d'amande douce ou d'huile d'olive. Frictionnez-vous l'abdomen avec cette mixture, une fois par jour, pendant 3 semaines.

La brosse à picots

Massez-vous tous les soirs les zones à risque (hanches, ventre, fesses, cuisses) avec une brosse à picots, qui stimule la microcirculation. Allez-y à pleines mains. Vous pouvez, ensuite, appliquer une crème à base de caféine qui retendra la peau et qui aidera à réduire l'effet cellulite.

Tonifiez l'intérieur de vos cuisses

Vous rêvez d'avoir des cuisses fermes ? Voici une petite technique pour atteindre votre rêve. Pour galber l'intérieur de vos cuisses, allongez-vous sur le côté, la tête posée sur un bras tendu. Pliez la jambe du dessus, pied au sol. Soulevez la jambe tendue et reposez-la en inspirant. Répétez 4 séries de 15 de chaque côté.

Des fesses fermes et rebondies

Les Brésiliennes ont la technique pour avoir un galbe ultra-sexy. Elles se musclent les fesses. Faites comme elles. Contractez vos fesses autant de fois que possible pendant la journée. Maintenez la position pendant 10 secondes et relâchez. Puis recommencez. Faites-le au bureau, à la maison, devant l'ordinateur, devant la télévision, en course… bref partout et dès que vous y pensez.

Redessinez vos bras

De nombreuses femmes ont les triceps qui se relâchent. Du coup, les bras sont flasques et ce n'est pas joli. Voici comment redessiner vos bras au quotidien grâce à cet exercice simple à réaliser. Debout ou assise, levez vos bras en les gardant près des oreilles et en tenant une bouteille d'eau des deux mains. Fléchissez en arrière au niveau de la nuque. Répétez 5 séries de 10.

Pédalez dans l'eau

Mettez-vous à l'aquabiking. C'est très tendance et c'est la garantie d'avoir un ventre plat. Deux séances par semaine à pédaler dans l'eau suffisent à redessiner votre ventre. L'eau active la circulation, draine les zones atteintes par la cellulite et muscle en douceur. En trois mois à peine, vos fesses et vos cuisses seront plus fermes et votre ventre tonifié.

Un soin anticellulite maison

Nos grand-mères savaient comment se rendre belle, sans se ruiner, en utilisant des produits naturels et peu onéreux. Comme ce soin très facile à réaliser chez vous et qui permet de lutter contre la cellulite. Mélangez du fromage blanc à 40% de matières grasses avec du gros sel. Enduisez-vous le ventre et les cuisses avec cette mixture et enroulez-vous de papier cellophane. Laissez poser une demi-heure avant de vous rincer abondamment à l'eau, froide de préférence.

Un gel minceur pour la nuit

Voici la recette d'un gel amincissant et purifiant pour la nuit. Mêlez 90 ml d'hydrolat de genévrier (qui va agir contre la rétention d'eau et qui va détoxifier en douceur) à 10 gouttes d'huile essentielle de pamplemousse et 20 g d'EPP et 1 g de Plantaserve. Ajoutez à cette mixture 1.5 g de gomme de guar et 10 g de poudre d'ananas (cette poudre a des vertus amincissantes et purifiantes). Appliquez ce gel chaque nuit pour un résultat optimal.

Des sels de bain minceur

Il est très facile de fabriquer soi-même ses propres sels de bain. Et lorsque ceux-ci ont des propriétés amincissantes, c'est encore mieux. Mélangez une poignée de gros sel de Guérande avec 50 gouttes d'huile essentielle de pamplemousse ou de citron et 50 gouttes d'huile essentielle d'immortelle ou de cèdre de l'Atlas. Jetez les sels dans un bain bien chaud et profitez de votre bain drainant et amincissant.

Crème pour un ventre lisse

Pour fabriquer une crème maison spéciale ventre lisse, il suffit de mélanger ½ avocat mûr, le jus de 1 citron, 2 cuillères à soupe de miel, 2 gouttes d'huile essentielle de géranium et 1 goutte d'huile essentielle de lemongrass. Appliquez cette mixture sur le ventre une fois par jour. Cette préparation aide aussi à atténuer les vergetures.

Vous trouverez d'autres astuces et recettes de grand-mères, dans le livre "Les Mille et une Astuces et Recettes de Grand-mères, spécial beauté".

À bannir

Dans cette section, vous trouverez de nombreux exemples de ce qu'il ne faut pas faire lorsque l'on veut perdre du poids ou garder la ligne.

Le régime sans gluten

Le gluten est un mélange de protéines qui, combiné avec l'amidon, forme l'albumine de la plupart des céréales. Il constitue environ 80% des protéines contenues dans le blé. Les régimes sans gluten sont devenus une mode. Mais attention, ils sont fortement déconseillés et sont réservés à ceux qui sont intolérants au gluten. Éliminer le gluten pour perdre du poids et se compliquer la vie n'a aucun intérêt pour toutes les personnes qui n'y sont pas intolérantes, car le gluten ne fait pas grossir. Et ce genre de régime peut entraîner pas mal de complications.

Les grignotages

Les grignotages sont les pires ennemis du régime. Et cela, je n'arrête pas de le dire. Pour les éviter, il faut s'occuper l'esprit, boire un verre d'eau ou manger une pomme dès que l'on sent que l'envie arrive. Demandez-vous si vous avez vraiment faim ou si c'est juste une envie de vous mettre quelque chose sous la dent. Si c'est la faim, mangez. Sinon, abstenez-vous.

Le chewing-gum

Le chewing-gum est l'ennemi du ventre plat. En effet, comment conserver un ventre plat si on le gonfle comme un ballon de baudruche en avalant une grosse quantité d'air ? Arrêtez de mâcher du chewing-gum ou mâchez-en 10 minutes après les repas si vous ne pouvez pas vous brosser les dents.

La cigarette

Tout comme le chewing-gum, la cigarette est l'ennemie de votre ventre. De la même façon qu'en mâchant, en fumant, vous aspirez une grosse quantité d'air qui gonfle votre abdomen. En plus, le tabac perturbe les sécrétions digestives. Et là encore, c'est votre silhouette qui en pâtira.

Les appareils d'électrostimulation

Attention, les appareils d'électrostimulation ne font pas des miracles ! Ils ne remplacent pas une bonne séance de footing ou d'abdos. Ils peuvent être un complément. Ils sont idéals pour tonifier la peau du ventre, notamment après une grossesse, mais jamais sans l'avis d'un professionnel.

Les régimes trop restrictifs

Les régimes restrictifs sont trop durs à tenir. Ils peuvent entraîner des risques de carence et les craquages sont nombreux. De plus, ils entraînent l'effet yoyo dès la fin du régime. Fuyez ce genre de régimes qui ne vous autorisent aucun écart, qui suppriment certains aliments ou qui ne se basent que sur un type d'aliments. Frustrée, vous reprendrez tout le poids perdu et même plus encore dès l'arrêt du régime.

Le régime à aliment unique

Vous avez essayé des dizaines de régimes et n'êtes toujours pas satisfait de votre poids ? Ne vous laissez pas tenter par un régime qui prône un aliment unique dans la journée sous prétexte qu'il a des propriétés amincissantes. Cela ne donne aucune habitude alimentaire saine et les kilos sont vite repris dès que l'on arrête.

La charcuterie

La charcuterie n'est pas à bannir, mais plutôt à éviter. Limitez autant que possible la charcuterie. Même si elle renferme des protéines et du fer, elle contient surtout du gras et du sel. Et si vous y tenez vraiment, choisissez plutôt le bacon, les lardons dégraissés, le jambon blanc ou la saucisse sèche. Évitez le pâté et les rillettes.

Ne jamais vous affamer

Il ne faut jamais jeûner. Vous risqueriez de vous rattraper au prochain repas et de prendre du poids. Privé d'aliment pendant un certain temps, votre corps va s'empresser de faire des réserves dès que vous mangerez pour faire face à une éventuelle diète. C'est physiologique et naturel. Vous reprendrez ainsi tous les kilos perdus et de la cellulite en prime.

Ne jamais sauter de repas

Si vous pensez que sauter un repas peut vous faire maigrir, vous avez tout faux. Au contraire, vous aurez faim, manquerez d'énergie et serez fatiguée. Votre organisme emmagasinera de la graisse et vous risquez de vous jeter sur la nourriture dans la journée. Bref, c'est un mauvais calcul. Mangez plutôt plusieurs repas équilibrés et légers.

Les sucreries

Le sucre est en partie responsable de la prise de poids. Il n'est pas le seul, car beaucoup de facteurs rentrent en ligne de compte. Le bon sucre, que l'on trouve dans les céréales et les féculents, celui que l'on appelle le sucre lent, est indispensable. Par contre, le sucre rapide, que l'on trouve dans les barres chocolatées, les sodas, les biscuits ou les bonbons, ne l'est pas du tout. Évitez d'en acheter pour ne pas craquer et préférez vous concocter un bon gâteau maison allégé et tout aussi bon.

Les boissons sucrées

Les boissons sucrées, aux fruits ou gazeuses, sont riches en vitamines et en oligo-éléments, mais sont très caloriques. Les jus renferment la même quantité de sucre qu'un fruit, mais sans l'avantage des fibres. Les sodas sont très sucrés. Préférez un jus de fruit sans sucre ajouté.

La perte de poids rapide

En plus d'être dangereuse pour la santé, une perte de poids rapide entraîne une reprise tout aussi rapide et c'est l'effet yoyo assuré. Certaines personnes reprennent même plus que leur poids de départ. Perdez du poids progressivement pour un effet longue durée et ne négligez pas la phase de stabilisation. La nourriture n'est pas votre ennemie, mais votre source d'énergie.

Arrêtez d'acheter les aliments proscrits

Même si vous avez des enfants, arrêtez de remplir vos placards avec des bonbons et des biscuits pour le goûter. Revenez au traditionnel pain-barre de chocolat, accompagné d'un fruit ou d'un yaourt. Ce sera meilleur pour leur santé et cela vous évitera les tentations.

L'alcool

Non seulement l'alcool n'est pas bon pour la santé, mais en plus, il n'est pas bon pour votre régime. L'alcool représente une quantité non négligeable de calories. Les alcools forts sont même les plus redoutables dans ce domaine et peuvent, en quelques verres, apporter la même quantité de calories qu'un repas. Contentez-vous d'un verre de vin rouge par jour.

Les faux sucres

Bien sûr, le sucre blanc est à éviter si vous souhaitez perdre du poids. Mais ne vous jetez pas sur l'aspartame et autres faux sucres, qui sont particulièrement indigestes et qui n'ont aucun intérêt nutritionnel. Préférez le miel, le sirop d'érable, la Stevia… toujours en petite quantité.

Les talons hauts

Il est vrai que lorsque l'on porte des talons hauts, la posture est plus féminine. Par contre, la cadence de marche est ralentie. Et ça, ce n'est pas bien pour votre régime. Donc, porter des talons hauts est moins bénéfique en termes de musculation. Enfilez plutôt des sandales prévues pour la marche. Vous aurez moins tendance à vous cambrer et serez plus à l'aise pour parcourir vos trajets quotidiens.

Recettes minceur

Voici quelques recettes minceur maison, saines et équilibrées, pour vous aider à mincir et pour vous donner des idées de repas.

Une infusion minceur

Vous avez fait quelques excès ces derniers temps et pris 2 à 3 kilos ? Pas de panique, buvez cette infusion maison pour retrouver la ligne, tout en bougeant, bien sûr. Pour cela, faites infuser à parts égales, du pissenlit, de la menthe et des baies de genièvre. Voilà, c'est prêt et régalez-vous. Il est entendu que vous ne devez pas sucrer votre tisane.

Le ketchup bio

Bien sûr que vous avez le droit au ketchup pour donner du goût aux aliments. Mais, préférez le ketchup bio qui utilise 180 g de tomates pour 100 g de produits. Le ketchup bio fait le plein de lycopène, un puissant antioxydant.

Pierrade ou fondue bourguignonne ?

Vous avez des invités et vous vous demandez quel plat convivial à offrir à vos invités ? Un plat qui ne demande pas des heures de préparation derrière les fourneaux ? Mon conseil est de servir une pierrade. En effet, la fondue bourguignonne, bien que très goûteuse, est surtout très grasse. La pierrade est une alternative plus digeste. Préférez les viandes maigres et complétez avec des crevettes et des rondelles de légumes à faire griller sur la plaque. Attention toutefois aux sauces !

Alléger la raclette

Que c'est bon la raclette ! Mais que c'est lourd ! Par contre, vous pouvez aussi participer à une soirée raclette en l'allégeant avec moins de fromages et de charcuteries et en les remplaçant par des tomates cerises, des bouquets de chou-fleur et de brocolis, des champignons à mettre dans le poêlon avec une demi-tranche de fromage. Misez aussi sur les condiments, comme les oignons, les cornichons ou encore les navets au vinaigre.

Alléger la fondue

Pour alléger une fondue, c'est très simple. Au lieu de ne tremper que du pain dans la fondue savoyarde, découpez des morceaux de légumes précuits ou crus selon vos goûts (carottes, brocolis, champignons…). Cela vous permettra de partager ce repas en toute convivialité et de ne pas passer pour une rabat-joie avec vos histoires de régime.

Le bouillon de poule

Voici comment préparer un bouillon de poule qui est un repas complet et léger. Dans une casserole, mettez 1 carcasse de poulet, 2 carottes, 1 blanc de poireau, 1 oignon piqué de clous de girofle, du thym et du laurier. Couvrez avec 1.5 litre d'eau et laissez mijoter pendant une bonne heure et demie. Passez à la passoire et ajoutez des vermicelles. À dégraisser en enlevant la couche de gras lorsqu'il fait froid.

La fondue chinoise

La fondue chinoise est tout aussi conviviale qu'une fondue savoyarde ou qu'une partie raclette, tout aussi succulente, avec l'avantage d'être diététique. Elle se prépare à base de bouillon très parfumé dans lequel on trempe de petits morceaux de poisson, de viande et de légumes. Les amateurs essayent aussi les vermicelles. C'est une excellente occasion de faire découvrir à votre famille ou à vos amis de nouvelles saveurs.

Un apéritif light

Pour faire un apéritif light, il vous faut des fruits et des légumes. Proposez à vos invités des jus de fruits frais maison, ainsi que des bâtons de crudités accompagnés d'une sauce à base de fromage blanc et de fines herbes. Cela les changera des cacahuètes, des chips et du saucisson.

Des gâteaux légers

Pour confectionner de bons gâteaux légers, il suffit de remplacer la farine par de la Maïzena et le sucre par de l'aspartame. Et pour un gâteau encore plus léger, remplacez la moitié de matière grasse conseillée par le même volume de yaourt ou de fromage blanc. Pour un cake au chocolat, utilisez plutôt du cacao amer en poudre.

Du même auteur

- Mille et une astuces et recettes de grand-mères, spécial beauté.
- Mille et une astuces et recettes de grand-mères, spécial maison.
- Mille et une astuces et recette de grand-mères, spécial santé

<u>Remerciements</u>

Je tiens à remercier toutes les personnes sans qui cet ouvrage n'aurait jamais pu voir le jour.

Tout d'abord ma grand-mère et les grand-mères de mes amies qui m'ont livré tous leurs secrets et m'ont expliqué quelques recettes.

Mon mari, pour sa patience, ses encouragements et son aide.

Ma soeur, Lolly, pour ses encouragements.

Mes amies, qui m'ont livré aussi leurs astuces ancestrales et de famille et qui m'ont aidé à tester certaines recettes.

J'espère que ce livre vous comblera et vous aidera à être plus proche de la nature et de ses bienfaits.

Livre disponible sur Amazon, sur Kindle et sur d'autres points de
vente en ligne